Formes Cliniques

DU

Syndrome
de Ménière

PAR

M. LANNOIS

PROFESSEUR ADJOINT A LA FACULTÉ
DE MÉDECINE,
MÉDECIN DES HOPITAUX DE LYON

F. CHAVANNE

MÉDECIN DE LA CLINIQUE OTO-
RHINO-LARYNGOLOGIQUE
DE L'HOPITAL SAINT-JOSEPH DE LYON

PRIX : **2** FRANCS.

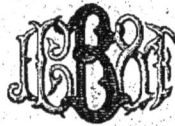

PARIS
LIBRAIRIE J.-B. BAILLIÈRE ET FILS
19, RUE HAUTEFEUILLE, 19
—
1908

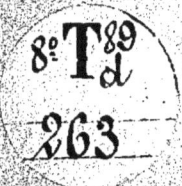

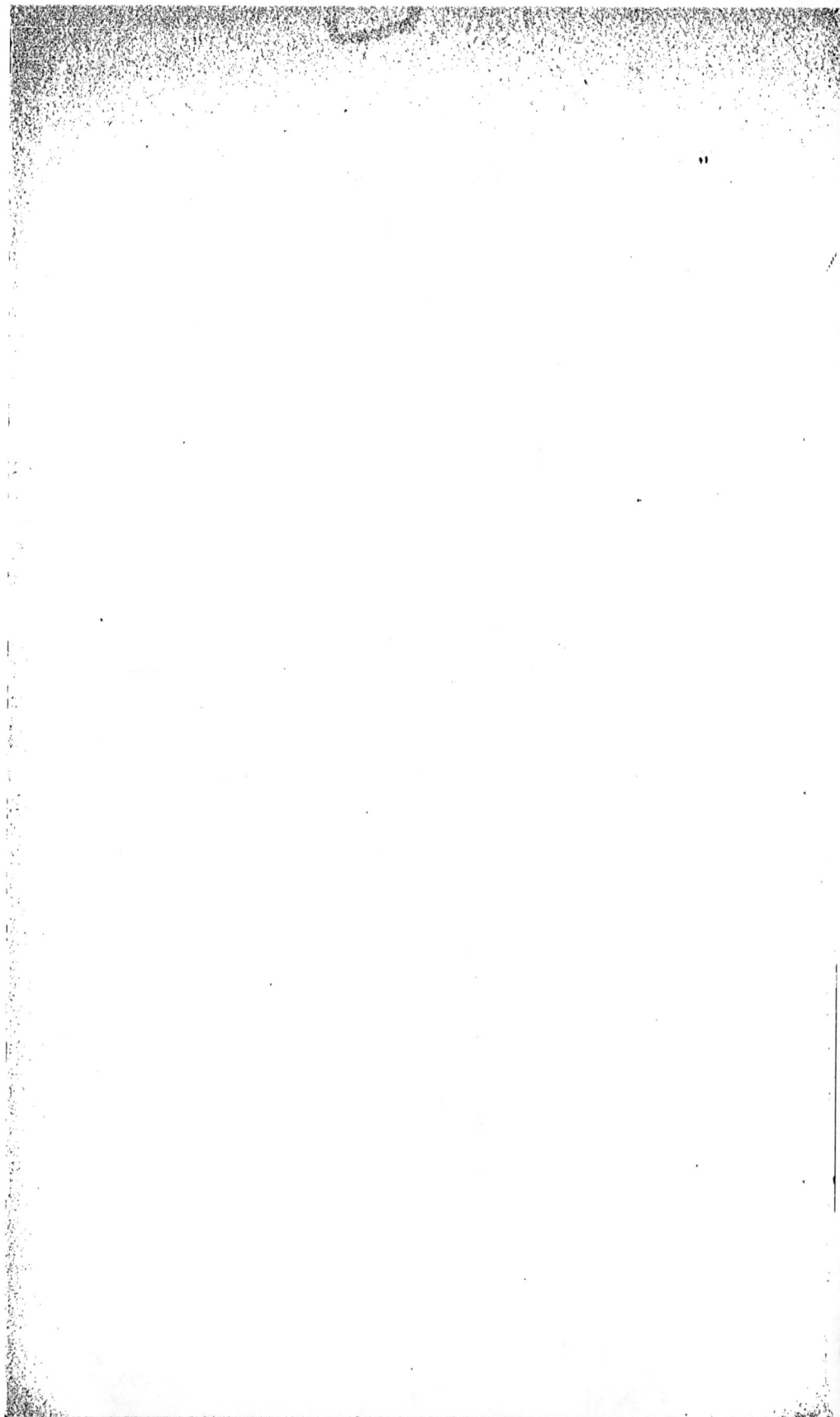

FORMES CLINIQUES

DU

SYNDROME DE MÉNIÈRE

MACON, PROTAT FRÈRES, IMPRIMEURS

Formes Cliniques

DU

Syndrome de Ménière

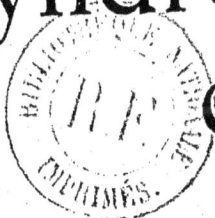

PAR

M. LANNOIS
Professeur adjoint a la Faculté
de Médecine.
Médecin des hopitaux de Lyon

F. CHAVANNE
Médecin de la Clinique oto-
rhino-laryngologique
de l'Hopital Saint-Joseph de Lyon

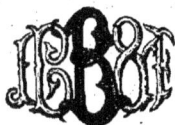

PARIS
LIBRAIRIE J.-B. BAILLIÈRE et FILS
19, RUE HAUTEFEUILLE, 19
—
1908

COLLECTION C. CHAUVEAU

OUVRAGES DÉJA PARUS

L'Hygiène de l'oreille, par le professeur HAUG, de Munich, traduction et annotations, par C. CHAUVEAU et M. MENIER.

L'Hygiène du nez, de la gorge et du larynx à l'état de santé et de maladie, par le professeur H. NEUMAYER, de Munich, traduction et annotations par C. CHAUVEAU et M. MENIER.

Origine naso-pharyngée de la tuberculose pulmonaire humaine, par M. BOULAY et F. HECKEL, de Paris.

Sur la symptomatologie et le traitement de l'aphonie spasmodique et d'autres troubles phonateurs d'origine spasmodique, par H. GUTZMANN, docent à l'Université de Berlin, traduction par M. MENIER.

Thérapeutique des maladies de l'oreille, par HAMMERSCHLAG, docent à l'Université de Vienne, traduction et annotations par C. CHAUVEAU et M. MENIER.

Sur les suppurations du labyrinthe consécutives aux lésions purulentes de l'oreille moyenne (pyo-labyrinthites), par le professeur G. GRADENIGO, de Turin, traduction par M. MENIER.

De la paralysie du moteur oculaire externe au cours des otites, par J. BARATOUX, de Paris.

Éducation et rééducation d'après la physiologie expérimentale, par René MYRIAL, de Paris.

Hystéro-traumatisme de l'oreille, par le professeur DE STELLA, de Gand.

Diagnostic et traitement des tumeurs malignes du sinus maxillaire, par L. JACQUES, de Nancy, et H. GAUDIER, de Lille.

Thérapeutique des maladies de la bouche, du pharynx et du larynx, par A. HEINDL, de Vienne, traduction et annotations par C. CHAUVEAU et M. MENIER.

Rétrécissements du larynx et de la trachée, consécutifs au tubage et à la trachéotomie, par RABOT, SARGNON et BARLATIER, de Lyon.

Tumeurs primitives des sinus du nez, par CITELLI, de Catane, et O. BELLOTI, de Milan. Traduction par MENIER, de Figeac.

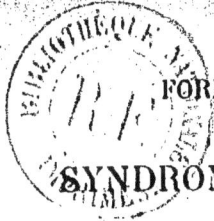

FORMES CLINIQUES

DU

SYNDROME DE MÉNIÈRE

PAR

M. LANNOIS　　　et　　　**F. CHAVANNE**

Professeur adjoint à la Faculté　　　Médecin de la Clinique oto-
de Médecine.　　　rhino-laryngologique
Médecin des hôpitaux de Lyon.　　　de l'hôpital St-Joseph de Lyon.

On est vraiment un peu désorienté et bien près d'être pris de vertige en contemplant, du haut du monceau des publications auxquelles il a donné naissance, le cadre nosologique que l'on est convenu d'appeler maladie de Ménière.

A regarder plus attentivement, on ne tarde pas à voir cette impression se transformer en une autre, plus déconcertante peut-être, qui ressemble à celle éprouvée par un alpiniste parti pour escalader quelque passage difficile et s'apercevant qu'un voyageur vient de passer avant lui, laissant une trace toute fraîche. Cette trace, nous l'avons trouvée dans un remarquable travail de v. Frankl-Hochwart[2] ; nous ne pourrons mieux faire bien souvent que de nous laisser guider par elle. Nous sommes heureux de rendre, dès à présent, à ce maître viennois l'hommage qu'il mérite. Nous joindrons à son nom celui de Bonnier[3], dont les études sur le vertige ont contribué, pour une large part, à éclaircir cette délicate question.

C'est en 1861 que Prosper Ménière[4] attira l'attention de l'Académie de médecine sur l'affection qui nous occupe. Avant lui

---

1. Rapport communiqué au Congrès de la Société française de laryngologie, d'otologie et de rhinologie, session de mai 1908.

2. v. FRANKL-HOCHWART, *Der Menieresche Symptomenkomplex*, 2e Aufl., Wien, 1906.

3. P. BONNIER, *Le Vertige*, Paris, 1901.

4. P. MÉNIÈRE, Sur une forme de surdité grave dépendant d'une lésion de l'oreille interne (*Bull. de l'Acad.*, 1861, t. XXVI, p. 241). — Mémoire sur les lésions de l'oreille interne donnant lieu à des symptômes de congestion cérébrale et apoplectiforme (*Gaz. méd.*, 1861, p. 88).

sans doute Itard, Saissy et Viricel, Burggraeve, Triquet, d'autres encore, avaient pu rencontrer le même tableau symptomatique ; mais personne n'avait su le dégager de toute relation stomacale, cérébrale ou cérébelleuse, en faire en un mot un syndrome auriculaire. Il s'agissait, dans cette première observation, d'une jeune fille se trouvant, une nuit d'hiver, en pleine période menstruelle, sur l'impériale d'une diligence. Subitement elle fut frappée d'une surdité qui s'accompagna de vomissements et de vertiges incessants. Transportée à l'hôpital, elle y mourut le cinquième jour, et l'autopsie, qui révéla l'intégrité du cerveau et de la moelle, montra, dans les canaux semi-circulaires, une exsudation sanguinolente des plus manifestes. La cause directe de la mort resta d'ailleurs inexpliquée en dehors de cette hémorragie labyrinthique.

On le voit, la description était nette et concernait un ordre de faits délimités. Bientôt cependant différents auteurs retrouvèrent dans d'autres circonstances la même réaction symptomatique : le début toutefois n'avait plus son allure apoplectiforme ; les lésions siégeaient non plus sur le labyrinthe, mais sur l'oreille moyenne ou l'oreille externe. Bref, cette moisson d'observations devint rapidement si riche que Bonnier put, dans la suite, relever 54 lésions ou troubles des appareils de perception et de transmission susceptibles de provoquer du vertige labyrinthique. Et tout fut entassé dans un cadre unique indifféremment appelé vertige auriculaire, *vertigo ab aure laesa*, vertige labyrinthique, vertige de Ménière, maladie de Ménière.

Maladie de Ménière ! On était loin pourtant de l'affection univoque de 1861. En vain, au Congrès de Milan (1880), E. Ménière avait-il essayé de protester, demandant que l'on réservât le nom de maladie de Ménière à l'entité isolée par son père ; cette confusion de nomenclature subsistait encore en 1900 et Moll dut la signaler à nouveau dans son intéressant rapport au Congrès de Paris. Avec lui et la plupart des otologistes actuels, Politzer notamment, nous pensons que les termes de maladie de Ménière et de vertige de Ménière doivent être définitivement abandonnés : la précision scientifique la plus élémentaire interdit, en effet, d'attribuer à une série d'éléments aussi disparates que ceux qui nous intéressent une appellation que son caractère personnel oblige à désigner un nombre de faits restreints et bien définis. Notre respect pour l'un de nos grands ancêtres retrouvera du reste assez vite son compte ; on peut fort légitimement désigner sous le nom de syndrome de Ménière la triade symptomatique fondamentale et les symptômes accessoires qui cons-

tituent le fond commun du tableau clinique revêtu par les
diverses formes de vertige auriculaire.

Avant d'aborder l'étude de ces dernières, nous passerons en
revue les éléments du syndrome ; nous terminerons par le diagnostic différentiel et un aperçu général de l'évolution de la
maladie.

I. — Éléments constitutifs du syndrome de Ménière.

Le syndrome de Ménière comprend une série de symptômes
que le médecin de l'Institution des sourds-muets de Paris avait
mis en relief dans les trois propositions suivantes de sa commu-
nication à l'Académie :

1° Un appareil auditif, jusque-là parfaitement sain, peut
devenir tout à coup le siège de troubles fonctionnels consistant
en bruits de nature variable, continus ou intermittents, et ces
bruits s'accompagnent bientôt d'une diminution plus ou moins
grande de l'audition.

2° Les troubles fonctionnels ayant leur siège dans l'appareil
auditif interne peuvent donner lieu à des accidents réputés céré-
braux, tels que vertiges, étourdissements, marche incertaine,
tournoiements et chute, et de plus ils sont accompagnés de
nausées, de vomissements et d'un état syncopal.

3° Les accidents qui ont la forme intermittente ne tardent pas
à être suivis de surdité de plus en plus grave et souvent l'ouïe
est subitement et complètement abolie. Tout porte à croire que
la lésion matérielle qui est cause des troubles fonctionnels
réside dans les canaux semi-circulaires.

Depuis lors, comme nous l'avons dit, la question s'est élargie
et chacun admet que le syndrome de Ménière peut succéder à
des affections de l'oreille externe, de l'oreille moyenne, de
l'oreille interne, du nerf acoustique. Son originalité est assurée
par le groupement de trois symptômes primordiaux : vertige,
bruits subjectifs, hypoacousie ou surdité ; l'absence de l'un des
éléments de cette triade est en effet exceptionnelle. Les autres
symptômes au contraire, au premier rang desquels figurent les
nausées, les vomissements et le nystagmus, ne sont pas néces-
saires à la signature de l'affection.

1. Vertige. — Le vertige occupe, dans le tableau clinique du
syndrome de Ménière, une place assez prépondérante pour avoir

éclipsé souvent les autres symptômes sous la dénomination de vertige de Ménière, vertige auriculaire, vertige labyrinthique, etc.

Il est assez difficile de définir le vertige, probablement, comme le remarque Bonnier, parce que le vertige n'a pas en physiologie de terme qui lui soit opposable. L'état de non-vertige n'est pas un phénomène, c'est l'absence d'un phénomène ; il est pourtant assuré en nous par un grand nombre de contributions fonctionnelles, mais celles-ci sont inconscientes ; il nous faut un trouble fonctionnel, le vertige, pour nous apercevoir de leur existence.

Aussi ne doit-on pas s'étonner si les définitions sont presque fatalement incomplètes. Sans vouloir entrer dans les innombrables discussions auxquelles elles ont donné lieu, nous rappellerons seulement quelques-unes d'entre elles. Ce qui domine dans le vertige, c'est, pour Hughlings Jackson [1], « la conscience d'un trouble dans la coordination locomotrice », pour Stephen Mackenzie [2], « la conscience de l'équilibration désordonnée ». Grainger Stewart [3] et après lui Weill [4] définissent le vertige : « le sentiment de l'instabilité de notre position dans l'espace relativement aux objets environnants » ; Guéneau de Mussy [5] : « un trouble cérébral, une erreur de sensation, sous l'influence de laquelle le malade croit que sa propre personne ou les objets environnants sont animés d'un mouvement giratoire ou oscillatoire » ; Achard [6] : « la sensation illusoire d'instabilité en vertu de laquelle il semble au sujet qu'il se déplace lui-même ou que les objets environnants se déplacent. »

Plus récemment, quelques auteurs, Grasset [7] et Bonnier notamment, se sont efforcés de creuser plus avant le problème et leurs conceptions ont provoqué de leur part une intéressante polémique. « Le vertige, dit Grasset, est avant tout une sensation, c'est-à-dire que c'est un phénomène subjectif de conscience. Il peut avoir des causes et des conséquences objectives, mais essentiellement il est subjectif et conscient. » C'est là, dit Bonnier, « confondre le vertige avec ses conséquences subjectives pos-

---

1. H. Jackson, Cité par Parker, On vertigo, Brain, 1884-85.

2. Mackenzie, Article Vertige, Dict. de Quain, 1882.

3. Grainger Stewart, Clinical lectures on giddiness, Edimbourg, 1884.

4. Weill, Des vertiges, th. d'agrégation, 1886.

5. Guéneau de Mussy, Cité par Déjerine, art. Vertiges, in Traité de pathologie générale de Bouchard, t. V, p. 617.

6. Achard, Vertiges, in Traité de méd. de Brouardel et Gilbert, t. VIII, p. 602.

7. Grasset, Le Vertige (Rev. philosophique, mars-avril 1901).

sibles », avec la sensation vertigineuse ; c'est obscurcir la question que de dire encore avec Grasset « le vertige est une sensation fausse constituée par deux sensations : une sensation de déplacement du corps par rapport aux objets environnants et une sensation de perte de l'équilibre » et de conclure « le vertige est à la fois le signe d'une excitation anormale des centres d'orientation et d'une insuffisance anormale du polygone à assurer l'équilibre ».

Pour Bonnier au contraire le vertige « n'est qu'un trouble nucléaire des centres bulbo-protubérantiels du nerf vestibulaire, particulièrement des vastes noyaux étalés sous le plancher du quatrième ventricule, lequel trouble peut être ou n'être pas représenté dans le champ des images conscientes ». Il faut le distinguer de sa représentation corticale.

Ranjard [1] a essayé de concilier ces deux opinions en considérant le vertige comme un phénomène psycho-physiologique constitué par un trouble fonctionnel de l'appareil d'orientation et d'équilibre (phénomène physiologique), associé à une sensation de désorientation et de déséquilibre (phénomène psychique) : ces deux éléments fondamentaux s'accompagnent ou non de troubles accessoires, conséquences du phénomène psychique ou irradiations du phénomène physiologique.

Quoi qu'il en soit de ces discussions théoriques on peut, avec Bonnier, admettre que « le vertige est la désorientation subjective directe ou indirecte. Il y a vertige direct quand l'orientation subjective directe, principalement par l'appareil vestibulaire et ses centres, se trouve primitivement troublée. Quand le vertige apparaît dans tout autre domaine et est produit par retentissement indirect sur les centres de l'espace et par suite sur ceux de l'orientation subjective, il y a vertige d'irradiation. »

Cliniquement le symptôme vertige comprend deux éléments distincts : 1° la sensation vertigineuse, trouble psycho-sensoriel subjectif ; 2° le vertige proprement dit, trouble objectif d'incoordination motrice, résultant d'un désordre de l'appareil d'orientation subjective et se traduisant par l'impotence fonctionnelle de la station et de la locomotion (inclinaison, latéropulsion, rotation à gauche ou à droite, chute en avant ou en arrière, effondrement, dérobement) (Escat [2]). Ces deux éléments sont souvent réunis et plus ou moins confondus, mais ils peuvent être dissociés.

1. RANJARD, Le vertige auriculaire. Thèse de Paris, 1904-1905.
2. ESCAT, Technique oto-rhino-laryngologique, p. 225.

A. Sensation vertigineuse. — La sensation vertigineuse éprouvée par le malade comprend quatre variétés : imperception, surperception, illusions et hallucinations d'espace (Bonnier).

L'*imperception d'espace* est une suppression momentanée de l'orientation et de la localisation consciente ; c'est un état analogue à l'impression fugace que l'on éprouve parfois quand on ferme les yeux et dans le demi-sommeil. La personnalité subjective reste d'ailleurs intacte : « Je continue à tout sentir, disait une malade de Bonnier, mais rien n'est plus nulle part et moi non plus je ne suis nulle part. »

La *surperception d'espace* consiste en une hyperacuité des perceptions d'espace poussée quelquefois jusqu'à l'angoisse. Exercée dans le sens vertical, elle réalise le vertige vertical ou vertige des hauteurs ; dans le sens horizontal, le vertige horizontal ou agoraphobie. Cette dernière, trouble de déséquilibre, doit être distinguée de l'agoraphobie purement psychique due à la peur de tomber. La surperception provoque facilement les autres formes de vertige ; elle est moins fréquente que l'imperception, car il y a toujours une petite phase d'imperception dans le vertige (Bonnier).

Les *illusions d'espace* se traduisent par des indications inexactes relativement à la position des objets qui nous entourent et à la nôtre propre : ce seront des illusions d'attitude et des illusions de mouvements ; ces dernières constituent un des caractères principaux du syndrome de Ménière.

Les *hallucinations d'espace*, hallucinations d'attitude ou de mouvements le plus souvent, sont assez mal connues. Elles sont peut-être moins rares qu'il ne semble tout d'abord. Certains malades de Bonnier, par exemple, avaient l'hallucination d'un vide ouvert devant eux, de l'allongement démesuré de leurs pieds, celle de devenir immenses ; un autre éprouvait, chaque fois qu'il se mouchait ou éternuait, une commotion du tympan droit par suite de la béance de sa trompe; il avait alors un court vertige avec imperception d'espace, puis il lui semblait qu'il était divisé en deux personnes, l'une qui n'avait pas changé d'attitude et une nouvelle, à droite, regardant un peu en dehors; puis les deux individualités somatiques se rapprochaient, se fusionnaient et le vertige cessait.

Voici un cas où cette sorte de dédoublement de la personnalité était bien indiqué par la malade elle-même.

Observation I. — Mme A. G..., quarante-deux ans, eut un brusque vertige il y a deux ans pour la première fois. Elle s'aperçut alors d'un bruit de rivière dans l'oreille gauche avec diminution de l'ouïe. Ces vertiges revinrent d'abord espacés, après trois semaines, un mois, même trois mois, mais depuis cinq à six semaines, ils se sont rapprochés et sont devenus plus brusques. Alors qu'auparavant elle était prévenue, elle est maintenant précipitée par terre, si elle est surprise debout, et cela lui arrive tous les trois ou quatre jours.

Les objets tournent autour d'elle plus qu'elle n'a elle-même la sensation subjective de vertige, mais si elle est assise sur une chaise ou dans sa voiture, tout en sachant bien où elle est, il lui semble en même temps qu'elle a roulé sous une table ou qu'elle est tombée sous sa voiture. Elle s'accroche désespérément aux objets environnants, voit son vertige s'exagérer si elle remue la tête ; elle a dès nausées, mais ne vomit pas.

Elle est très nerveuse, *agoraphobe* ; elle ne peut aller seule, ni regarder la foule. Elle ne traverserait la place Bellecour pour rien au monde : cette seule idée l'angoisse, la fait trembler, les pieds et les mains glacés.

Comme elle est obèse, couperosée, et digère mal, elle attribuait ses malaises à cet état. Récemment, un médecin lui a dit que ses oreilles étaient en cause, et de fait ses tympans sont généralement épaissis, sans triangle, et elle n'entend la montre à gauche qu'à 6 ou 7 centimètres, tandis que l'audition est normale à droite. Le Weber est G. Cet état est manifestement lié à une ancienne rhinite atrophique actuellement sans croûtes, mais avec coryzas aigus fréquents.

B. VERTIGE PROPREMENT DIT. — Le vertige du syndrome de Ménière est un symptôme essentiellement labyrinthique. Déjà Ménière l'avait considéré comme tel en s'appuyant sur les travaux de Flourens.

Nous n'avons naturellement pas à faire ici la physiologie de l'oreille interne. Nous rappellerons seulement que les expériences de Flourens ont démontré que la section ou l'irritation des canaux semi-circulaires déterminent une série de mouvements du corps dans le sens du canal lésé et des mouvements des yeux. Ces troubles de l'équilibre dépendent non de la lésion du conduit osseux, mais de celle du conduit membraneux qu'il renferme. En effet, l'ouverture du canal osseux sans lésion membraneuse n'entraîne chez le pigeon aucune titubation. Chez l'homme, Moll [1] ayant, au cours d'un évidement, percé un petit trou dans le canal semi-circulaire, avec une fraise électrique, sans blesser le conduit membraneux, n'observa de même aucune réaction motrice ni pendant, ni après l'opération. Jansen eut

1. MOLL. Causes et traitement de la maladie de Ménière (*Ann. des mal. de l'oreille*, déc. 1900, p. 531).

plusieurs fois l'occasion de faire la même constatation, notamment pendant une opération où il fit sauter, sans qu'il se produisît ni trouble de l'équilibre, ni nystagmus, un fragment de l'enveloppe osseuse du canal horizontal.

Les phénomènes moteurs consécutifs à une lésion (blessure, piqûre, broyage, destruction) des canaux semi-circulaires sont d'autant plus graves que celle-ci est plus marquée. Une simple irritation non traumatique suffit à les provoquer : Breuer et Borchardt ont déterminé chez le pigeon une oscillation de la tête et chez le lapin un clignement d'yeux par pression avec un morceau de papier. Dans quinze cas de cholestéatome ou de suppuration avec mise à nu des canaux, observés par Jansen, on ne notait aucun accident quand les conduits membraneux étaient normaux ; chatouillait-on le point douteux, vertige et nystagmus apparaissaient immédiatement.

La lésion d'un canal déterminant un mouvement irrésistible dans le sens de ce canal, Flourens en avait conclu que cette partie du labyrinthe constituait l'organe périphérique dans lequel résidaient les forces modératrices des mouvements. Mais comme la section des pédoncules cérébelleux donnait les mêmes résultats, alors que l'ablation du cerveau ne modifiait en rien le phénomène, il fallait, disait-il, chercher dans le cervelet la cause première et fondamentale des mouvements consécutifs à la section des canaux semi-circulaires.

Vulpian, Brown-Séquard, Laborde et Duval, etc., admirent à leur tour une action réflexe, médullaire ou cérébelleuse, ayant un point de départ dans le nerf auditif.

Peu à peu la question se précisa davantage. Goltz considéra les canaux semi-circulaires comme destinés à donner à l'animal la notion de position de sa tête et par suite celle du corps tout entier au moyen de la pression que leur liquide exerce sur leurs points les plus déclives. Lussana fixa le point de départ des convulsions dans les lésions des ampoules, c'est-à-dire dans le lieu contenant les arborisations nerveuses. Les expériences de Crum-Brown, de Mach, de Breuer sur le vertige rotatoire confirmèrent le rôle joué par l'irritation des extrémités nerveuses ampullaires.

L'épreuve du vertige rotatoire se pratique soit en faisant tourner rapidement le sujet autour de son axe vertical, soit par l'intermédiaire d'un dispositif spécial, l'appareil de Mach par exemple. Celui-ci se compose essentiellement d'un plancher horizontal mobile autour d'un axe vertical. Le patient, assis sur une chaise posée sur le plancher, le dos tourné à l'axe de rotation, la pointe des pieds au bord du plancher, a les yeux bandés. Quand on imprime à l'appareil un mouvement de rotation, un individu sain le perçoit exactement ; si l'on arrête brusquement l'appareil, il a au contraire pendant quelques instants la sensation de continuer à tourner, mais en sens inverse. Ces indications lui sont fournies par le liquide contenu dans ses canaux semi-circulaires. Fait-on, par exemple, subir au sujet une rotation à gauche, le liquide dans les canaux horizontaux subit en sens inverse une variation de pression qui s'exerce de gauche à droite du liquide et a pour résultat d'exciter l'organe nerveux contenu dans l'ampoule du canal gauche. Lorsqu'on arrête la rotation vers la gauche, la pression du liquide se renverse : c'est alors l'organe nerveux de l'ampoule du côté droit qui subit la pression et le sujet, arrêté, croit ainsi continuer à tourner en sens inverse jusqu'à ce que l'équilibre de pression soit rétabli. Pareilles notions s'appliquent également aux canaux verticaux et vertico-transversaux.

L'importance des canaux semi-circulaires au point de vue de l'orientation est encore confirmée par l'étude du *vertige galvanique*. Si l'on fait passer d'une apophyse à l'autre un courant galvanique de 1 à 8 milliampères, le sujet a (surtout les yeux fermés et sans que ces phénomènes soient constants), au moment de la fermeture du courant, l'illusion du déplacement des objets environnants du pôle négatif au positif et celle de la rotation de son corps dans le même sens ; à l'ouverture du courant, le mouvement lui paraît changer de direction.

A ces manifestations subjectives constatées dans le vertige rotatoire et le vertige galvanique s'adjoignent des phénomènes objectifs, les *mouvements compensateurs*. Ils consistent en oscillations giratoires ou latérales des globes oculaires, dont l'une est brusque, et l'autre lente (Hitzig), en des mouvements d'inclinaison et de rotation de la tête et même des mouvements du tronc. Pendant le vertige galvanique, le corps s'affaisse du côté du pôle positif et les yeux regardent dans la même direction ; dans le vertige rotatoire, les yeux regardent dans la direction opposée à la direction du mouvement. A l'arrêt, les mouvements compensateurs du tronc sont parfois assez violents pour rompre l'équilibre. Dans les deux expériences les mouvements réels du corps et des yeux ont une direction telle qu'ils tendent à lutter contre le mouvement giratoire que nous attribuons faussement aux objets ou même à notre propre corps (Déjerine).

Les mouvements compensateurs manquent chez l'animal privé de labyrinthe ou simplement de canaux semi-circulaires ; ils font également défaut chez un grand nombre de sourds-muets qui n'éprouvent même souvent aucun vertige pendant les épreuves rotatoire et galvanique, et l'on sait que 56 % d'entre eux ont des altérations des canaux semi-circulaires (Mygind). Le vertige rotatoire et le vertige galvanique semblent donc avoir leur origine dans l'*irritation des canaux semi-circulaires*.

Ces canaux semi-circulaires sont, pour Bonnier, les principaux organes périphériques du *sens des altitudes* et c'est là qu'il localise le *sens de l'orientation subjective directe*. Les canaux définissent les variations d'altitude de la tête, celle-ci jouant le rôle le plus important dans l'équilibration du sujet. Disposés dans trois plans perpendiculaires l'un à l'autre, ils nous donnent des sensations qui nous servent à former un *espace idéal* à trois dimensions sur lequel viennent se rapporter toutes les perceptions des autres sens relatifs à la disposition des objets qui nous entourent et à la position de notre propre corps parmi ces objets (M. Duval). Poursuivant sa systématisation, Bonnier attribue en outre : à la macule nerveuse de l'utricule la notion de tension des liquides labyrinthique (*fonctions manoesthésique et baresthésique*) ; à la macule sacculaire la perception des ébranlements venus de l'extérieur (*fonction seisesthésique et orientation objective*). Le vestibule aurait encore dans ses attributions la perception de l'ébranlement des otolithes (*fonction sismesthésique*) et l'*orientation subjective directe*.

Toutes ces notions sont transmises par le nerf vestibulaire aux noyaux de Deiters et de Bechterew (noyau vestibulaire) et de là au cervelet (faisceau cérébelleux vestibulaire de Thomas): ce sont elles qui assurent l'état d'équilibre, de non-vertige, et elles le font certainement par l'intermédiaire de la tonicité musculaire, qui intervient ici comme une condition indispensable. Ce sont en effet ses variations qui permettent à la ligne de gravité du corps de toujours se maintenir dans le polygone de sustentation.

Nous serions entraînés trop loin si nous voulions entrer dans le détail des expériences et des discussions sur le centre qui régit cette tonicité musculaire. Nous rappellons seulement que c'est pour les uns (Grasset, Thomas, etc.) le cervelet, pour d'autres (Van Gehuchten, Bonnier) le noyau vestibulaire.

On comprend dès lors aisément combien les modifications les plus minimes dans le fonctionnement de l'appareil si complexe réalisé par le vestibule et les canaux semi-circulaires amèneront facilement le vertige.

Les *objections* faites à la conception du vertige par irritation labyrinthique n'ont plus qu'un intérêt historique. Une des plus souvent invoquées est celle de Lucae, qui admettait bien le départ labyrinthique, mais ne faisait jouer aucun rôle au nerf vestibulaire. Pour lui, l'augmentation du liquide labyrinthique se transmettait aux espaces arachnoïdiens par l'intermédiaire des aqueducs, exagérait la tension intra-céphalique et déterminait l'irritation des nerfs acoustique, optique, moteurs oculaires, d'où le vertige. Politzer n'a pas eu de peine à démontrer que cette exagération de pression était insignifiante et ne pouvait jouer aucun rôle dans la production du vertige.

La possibilité de surdité nerveuse sans vertige et réciproquement est également sans importance, car on conçoit que les deux appareils, vestibulaire et cochléaire, puissent être atteints séparément.

Enfin les cas de destruction complète du labyrinthe sans vertige montrent simplement que celui-ci est lié à l'irritation des extrémités nerveuses : lorsqu'elles sont détruites, l'irritation n'a plus lieu et il n'y a pas de vertige.

Cette notion de l'irritation des extrémités nerveuses des macules comme cause productrice essentielle du vertige explique l'apparition de celui-ci non seulement dans le cas d'une lésion directe de l'appareil de perception (neuro-épithéliums auriculaires et nerf labyrinthique), mais encore dans celui d'un trouble de l'appareil de transmission réalisant un obstacle à la compensation labyrinthique, un abaissement ou une élévation exagérée de la tension du liquide du labyrinthe.

Le syndrome de Ménière nous apparaît donc comme le résultat d'une excitation de l'appareil vestibulaire. A côté de lui, et traduisant un phénomène de déficit, de paralysie durable et définitive du même organe, Raymond [1] a décrit récemment le syndrome vestibulaire. Le sujet chez lequel le fonctionnement labyrinthique est touché n'est plus renseigné sur la direction des divers mouvements de translation de la totalité de son corps, que ces mouvements soient actifs ou passifs. Il en résulte une rupture d'équilibre pouvant aller jusqu'à la chute avec ou sans vertige visuel; mais ce vertige, à l'inverse de celui du syndrome de Ménière, est un vertige hypokinétique, un vertige par défaut. Nous le retrouverons à propos du diagnostic.

2. Bruits subjectifs. — Les bruits subjectifs sont presque cons-

1. RAYMOND, *Sur le syndrome vestibulaire* (Acad. de méd., 26 mars 1907).

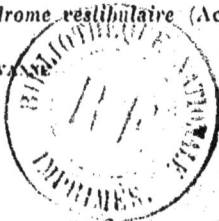

tants dans le syndrome de Ménière; Frankl-Hochwart les a trouvés absents sept fois seulement sur deux cent neuf cas.

Le bourdonnement est la réaction propre du nerf cochléaire. Une irritation mécanique des papilles cochléaires le produit comme l'irritation rétinienne produit les phosphènes (Bonnier), ce qui explique le nom d'acouphènes donné par certains auteurs aux bruits subjectifs. Il ne s'agit ici, naturellement, ni de bruits péri-otiques provenant, par exemple, de la carotide, de la jugulaire, de l'articulation temporo-maxillaire, ni de bruits tympaniques ou tubaires. Les bruits du syndrome de Ménière sont labyrinthiques. Ils sont dus le plus souvent à des modifications de la pression labyrinthique (hypotension ou surtout hypertension) sous la dépendance de troubles de l'oreille externe, de l'oreille moyenne ou de l'oreille interne. Plus rarement il s'agira de phénomènes circulatoires (ischémie ou hypérémie) dans le domaine de l'artère auditive interne (Escat), d'influences médicamenteuses, toxiques ou toxhémiques, de lésions anatomiques localisées au limaçon (hémorragie, sclérose, infarctus, dégénérescence du ganglion spinal, etc.), d'irradiations bulbaires inter-nucléaires d'origine plus ou moins lointaine.

3. **Hypoacousie.** — La diminution de l'audition est généralement assez marquée. C'est pourtant dans le syndrome de Ménière un signe notablement moins important que les deux précédents : aussi est-il plus juste de parler d'hypoacousie que de surdité. On en trouvera l'origine, suivant la cause du syndrome, dans une lésion de l'oreille interne, de l'oreille moyenne ou même de l'oreille externe.

4. **Symptômes accessoires.** — A cette triade symptomatique viennent s'associer divers troubles accessoires, plus ou moins marqués les uns et les autres suivant les cas : vomissements, nausées, diarrhée, phénomènes oculo-moteurs, vaso-moteurs, etc. Ce sont, pour la plupart, des phénomènes d'irradiation pouvant siéger dans le domaine moteur, sensitif, sensoriel, circulatoire, sécrétoire, respiratoire, etc., et même psychique (Bonnier). Parfois, le trouble irradié apparaîtra avant le vertige et le déclanchera. Et cette marche de noyau à noyau pourra être des plus irrégulières, touchant l'un, laissant l'autre indemne, réalisant ce que Bonnier a justement appelé l'enjambement internucléaire.

Les relations du noyau de Deiters, centre bulbo-protubérantiel le plus important de l'appareil ampullaire, expliqueront ainsi toute une série de phénomènes : ses rapports avec le noyau du pneumogastrique rendront compte des nausées, des vomissements, des troubles respiratoires, des modifications du pouls ; des troubles visuels (nystagmus, strabisme, mydriase, myosis, etc.) seront de même la conséquence du voisinage des noyaux oculomoteurs et des noyaux vestibulaires.

Nous retrouverons ces diverses manifestations sur le terrain clinique.

II. — Formes du syndrome de Ménière.

Le syndrome de Ménière se rencontre sous toute une série d'aspects cliniques et l'on peut en distinguer sept formes principales : *apoplectiforme, aiguë, paroxystique, chronique avec paroxysmes, continue, atténuée, fruste, psychique.*

Nous accompagnerons leur description de quelques exemples, personnels pour la plupart.

1. Forme apoplectiforme.

La forme apoplectiforme du syndrome de Ménière traduit une hémorragie labyrinthique ; elle est caractérisée par un début brusque rappelant celui de l'apoplexie cérébrale ; elle s'accompagne ordinairement de perte irrémédiable de l'audition ce qui lui a valu parfois le nom de surdité apoplectiforme.

On l'observe : A. *indépendamment de tout traumatisme*, B. *à la suite d'un traumatisme.*

A. Syndrome apoplectiforme de Ménière non traumatique.

Cette forme correspond à celle primitivement décrite par Ménière : c'est à elle seule que l'on aurait dû appliquer historiquement la dénomination de « maladie de Ménière ». On la rencontre en dehors de tout état pathologique préalable ou chez des sujets plus ou moins gravement atteints déjà par une affection constitutionnelle : on a relevé notamment la leucémie, la syphilis, des affections para-syphilitiques, tabès par exemple, le rhumatisme, la néphrite, l'artério-sclérose, la fièvre typhoïde, la variole, la scarlatine, le purpura, la grippe. C'est de beaucoup la modalité la plus rarement affectée par le syndrome. Frankl-Hochwart [1], en dehors de ses cinq observations personnelles, n'en a retrouvé dans la littérature que trente-sept cas authentiques, dus respectivement à : Alexander [2], Alt et Pineles [3], Atkinson [4], Bing [5], Bylsma [6], Delstanche [7], Ebstein [8], Gellé [9], Gottstein [10], Gradenigo [11], Jackson [12], Kenefick [13], Knapp [14], Lannois [15], Lucae [16], Mackenzie [17], Mekhadian [18], Ménière [19], Mettler [20], Moos [21], Morpurgo [22], Schwartze [23], Weber [24].

On a signalé, comme causes provocatrices de l'accès, l'influence du chaud et du froid, d'une excitation psychique, d'une sur-

1. FRANKL-HOCHWART, *loc. cit.*, p. 7.

2. ALEXANDER, Ueber lymphomatöse Ohrenerkrankungen (*Zeits. f. Heilk.*, 1906).

3. ALT et PINELES, Ein Fall von Meniere bedingt durch leukämische Erkrankung des Nervus acusticus (*Wiener klin. Wochens.*, 1896, p. 819).

4. ATKINSON, A case of apparent double labyrinthine deafness (*Lancet*, 1892, p. 482).

5. BING, Ueber einen typisch Fall von Meniere-Affektion (*Wien. med. Wochens.*, 1898, n° 4).

6. BYLSMA, Vier Fälle vom Meniere-Symptomenkomplex (*Monats. f. Ohrenh.*, 1902, p. 43).

7. DELSTANCHE, cité *in* Knapp.

8. EBSTEIN, Einige Bemerkungen zur Lehre von Ohrenschwindel (*Arch. f. klin. Med.*, 1897, p. 1.)

9. GELLÉ, Vertige de Ménière (*Ann. des mal. de l'oreille*, 1887, p. 397).

10. GOTTSTEIN, Ueber den Meniere-Symptomenkomplex (*Archiv f. Ohrenheilk. und Augenheilk.*, 1880, p. 37).

11. GRADENIGO, Krankheiten des Labyrinths (*Schwartze's Handbuch*, t. II, p. 487).

12. JACKSON, *Auditory vertigo* (Brain, 1879, p. 26).

13. KENEFICK, New-York med. rec., 25, VII, 1896.

14. KNAPP. Klin. Analyse der entzuendlichen Affektionnen des inneren Ohres (*Archiv f. Orhenh. und Augenheilk.*, t. II, 1896).

15. LANNOIS, Complications auriculaires au cours de la leucocythémie (*Ann. des mal. de l'oreille*, 1892, p. 1).

16. LUCAE. Menieresche Krankh. (*Eulenburg's Realenzyklopaedie*, t. XV, p. 209, et t. XVII, p. 267).

17. MACKENZIE, Remarks on the nature, diagnosis, prognosis and treatment of aural vertigo (*British méd. Journ.*, 1891, p. 953).

18. MEKHADIAN, Contribution à l'étude de la maladie de Ménière (Thèse de Paris, 1899).

19. MÉNIÈRE, *loc. cit.*

20. METTLER, Aural vertigo (*Journ. of nerv. dis.*, t. XVIII, p. 19).

21. Moos, Ueber plötzlich entstandene Taubheit (*Wien. med. Wochens.*, 1963, 611).

22. MORPURGO, *Lo sperimentale*, VI.

23. SCHWARTZE, Kleine Mitteilungen (*Archiv f. Ohrenheilk.*, t. II, p. 121).

24. WEBER-PARKES-LAKE, *Meniere-Erscheinungenbei lienaler medullärer Leukämie*, 1900.

charge de l'estomac, mais il ne faut pas attacher à ces facteurs étiologiques une bien grande importance : comme le fait remarquer Frankl-Hochwart, il est habituel de voir, par exemple, des malades qui vomissent à la suite du vertige, croire que leur estomac est en cause.

Assez fréquemment le syndrome apoplectiforme, tout comme l'ictus cérébral, a ses *prodromes* : céphalée, crises isolées de vertige avec ou sans bourdonnements, phénomènes de congestion, sensation d'angoisse, vomissements, sueurs, éclairs devant les yeux, obscurcissement du champ visuel. Ces symptômes apparaissent avant l'accès ou parfois le précèdent de plusieurs jours, plusieurs semaines, même plusieurs mois. Un malade de von Frankl-Hochwart avait eu déjà, quatre ans auparavant, une attaque énigmatique de vertige et vomissements.

Aussi observe-t-on parfois le phénomène paradoxal d'un soulagement, d'une détente, après la crise, comme chez les deux malades suivants, dont nous citons à ce propos l'observation, bien qu'il ne s'agisse pas chez eux de forme apoplectiforme.

OBSERVATION II. — Mme G..., 32 ans, est atteinte depuis l'âge de 25 ans d'une surdité qui est devenue rapidement totale et qui se rattache à l'otosclérose. Depuis la même époque elle a des bourdonnements intenses et des vertiges. Ceux-ci sont de deux ordres : elle est dans un état de déséquilibre presque constant et regarde fixement devant elle pour pouvoir marcher dans la rue. Les accès de grand vertige sont fréquents, le repas en est la cause la plus habituelle : l'action de mâcher un peu vivement a, chez elle, une influence manifeste. Le vertige est d'ailleurs assez court, ne dure que quelques minutes, mais se termine presque toujours par des vomissements alimentaires, puis bilieux; elle se couche quelques heures et peut ensuite se lever et reprendre sa vie.

Le point intéressant est qu'après un grand vertige elle se sent dégagée, a la tête plus libre, peut marcher avec plus de sûreté et dit qu'elle entend mieux. Nous avons pu vérifier le fait; à une première visite, elle ne percevait aucun son, même avec un gros cornet elle n'entendait qu'un bruit confus, sans rien distinguer, de telle sorte qu'on devait correspondre avec elle par l'écriture. Elle ne paraissait pas non plus percevoir les diapasons mais seulement leurs vibrations tactiles. Or, dans une autre visite, au lendemain d'un vertige un peu fort, elle répondait correctement à tout ce qu'on lui disait dans le même cornet et percevait les diapasons élevés près de l'oreille droite et sur l'apophyse mastoïde droite.

OBSERVATION III. — M. M. L..., 35 ans, présente du vertige à forme paroxystique, avec intégrité complète dans l'intervalle. La première crise le prit chez son coiffeur, au moment où il relevait la tête un peu congestionnée ; il ne tomba pas, mais dut regagner sa demeure en marchant comme un automate. Le plus souvent, l'intensité du vertige est plus grande. Il est « comme fauché », dit-il ; il lui semble recevoir un violent coup de bâton sur l'occiput, il perçoit un bruit intense dans les oreilles et tombe comme un apoplectique, toutefois sans perdre connaissance, la chute se fait indifféremment en avant, en arrière ou sur le côté droit et il se blesse parfois en tombant. Au début il avait surtout des sensations objectives, le plafond oscillait en faisant des angles aigus ; actuellement, elles sont plutôt subjectives et il croit tomber dans un précipice. Il se relève très vite, mais se met à vomir. La crise dure de 1/2 heure à 4 ou 5 heures ; puis tout disparaît.

Il est très explicite sur ce point qu'il indique spontanément : le vertige est précédé d'une période assez longue pendant laquelle il n'est pas bien, il lui semble qu'il a un voile qui l'enveloppe, « qu'un brouillard lui pénètre dans la tête » et le rend sourd ; cela dure de 8 à 15 jours. Immédiatement après la crise, soula-gement brusque, « comme si un pôle de pile s'était brusquement déchargé de l'électricité accumulée » et les oreilles entendent mieux.

Ce n'est d'ailleurs là qu'un phénomène passager, car, au total, la surdité a progressé. Lors de sa première visite, en 1903, il enten-dait bien de l'oreille droite, à soixante centimètres pour la montre, et ne la percevait à gauche qu'à 10 centimètres. Actuellement, les deux oreilles n'entendent la même montre qu'à 10 centimètres. Le Weber est gauche. Il s'agit d'otosclérose.

D'autres fois, c'est au milieu de la plus parfaite santé que brusquement se déclare l'accident. « Sans cause appréciable, dit Gellé[1] dans une magistrale description, à table souvent, un individu entend soudain un sifflement formidable dans son oreille, puis il se sent pris de vertige, de tournoiements tels qu'il n'ose quitter le mur auquel il s'appuie, l'objet auquel il s'est cramponné. Tout tourne et lui-même se sent entraîné, dès qu'il veut bouger, tantôt à droite, tantôt à gauche, en avant ou en arrière, avec une vitesse vertigineuse. Ses jambes se dérobent sous lui, le sol s'enfonce sous ses pieds, une sueur froide inonde son visage : cet état vertigineux douloureux amène la chute à terre. Quelquefois le mal subit débute par une chute sur le sol : le sujet se sent emporté, lancé, sans pouvoir s'arrêter, il tombe ; il se relève et reste ainsi terrifié, en proie à une véritable anarchie d'équilibration qui s'accroît dès qu'il veut avancer. »

Souvent c'est une sensation de rotation extrême qu'il éprouve.

1. GELLÉ, *Précis des maladies de l'oreille*, p. 557

En même temps s'installent, ordinairement d'un seul côté, des bourdonnements, des sifflements d'oreille d'une intensité insupportable. Le malade a des nausées, il est rare qu'il ne vomisse pas abondamment ; on constate parfois de la diarrhée. Une impression d'angoisse, des sueurs, de la pâleur, des troubles de la vue complètent la scène ; Bing a même observé la perte momentanée de la parole. A titre de rareté, enfin, on peut citer la paralysie d'un nerf cérébral, la paralysie faciale notamment (Frankl-Hochwart). Dans ce cas il nous paraît qu'il s'agit le plus souvent de tumeurs du nerf auditif ou d'atteinte simultanée du facial et de l'acoustique comme dans un cas que l'un de nous a publié.

OBSERVATION IV. — LANNOIS, Paralysie simultanée du facial et de l'acoustique d'origine syphilitique (*Ann. des mal. de l'oreille*, sept. 1906, p. 209).

M. X..., 24 ans. Syphilis en novembre 1893. En mars suivant en pleine période secondaire, le malade fut pris au cours d'une promenade, de vertiges brusques, de bourdonnements intenses et de vomissements. Il tomba et ne put se relever qu'au bout d'un temps assez long, sans avoir d'ailleurs perdu connaissance à aucun moment. Il était tellement titubant qu'il lui fallut environ 5 heures pour faire les quatre kilomètres qui le séparaient de chez lui. Il avait pu cependant revenir seul. Il se mit au lit et le lendemain matin, au réveil, il constata qu'il avait une paralysie faciale gauche totale avec surdité complète du même côté et persistance de bourdonnements. Quinze jours environ après le début de l'accident, on ne constatait pas de lésion tympanale ; la perte de l'audition était complète à gauche, le Weber était latéralisé à droite avec audition normale de ce côté. Paralysie faciale gauche complète avec intégrité du voile du palais. Pas de paralysie oculaire, pas de nystagmus. Sous l'influence du traitement spécifique la paralysie faciale guérit en trois mois. La surdité resta complète. Il subsista un peu d'incertitude de la marche et des bruits subjectifs, sous forme de sifflements légers, avec de la céphalée.

La *durée* de l'accès est assez variable : de quelques minutes à plusieurs jours. Pendant les premiers moments l'attention du sujet est tout entière absorbée par le vertige et les bourdonnements, et certaines fois c'est seulement après la crise qu'il s'aperçoit de sa surdité. Celle-ci est souvent complète ou du moins très marquée ; peu accentuée au début dans d'autres observations, elle augmente ensuite en quelques heures ou quelques jours au point de devenir absolue ; plus rarement il s'agit simplement d'hypoacousie. La surdité était unilatérale dans quinze cas de la statistique de Frankl-Hochwart et siégeait huit fois à gauche, sept fois à droite; elle était bilatérale chez les 3/5 des patients ; chez les 3/4 de ces derniers les deux oreilles avaient été prises simultanément ; elles l'avaient été l'une après l'autre chez six d'entre eux, en particulier dans la leucémie.

Pendant toute cette tempête symptomatique, le malade garde généralement *conscience* de ce qui se passe autour de lui. Charcot[1] faisait même de cette conservation de la conscience dans le syndrome de Ménière une loi absolue, à laquelle il n'admettait aucune exception. Nombre d'auteurs à sa suite partagent la même opinion. « Le vertige de Ménière, dit Gilles de la Tourette[2], peut s'accompagner d'une certaine obnubilation du moi, bien compréhensible chez un individu qui voit tout tourner autour de lui, qui exécute subjectivement les culbutes les plus invraisemblables, en proie au terrible vertige qui le sidère pour ainsi dire, mais le patient est toutefois conscient de lui-même pendant toute sa durée. Dans un cas pourtant la perte de connaissance peut se montrer, c'est lorsque le sujet est violemment précipité sur le sol et que sa tête vient brusquement frapper la terre. On conçoit d'ailleurs qu'un choc assez violent pour briser les os propres du nez, fracturer les dents, soit suffisant, à l'instar de tous les traumatismes craniens, pour occasionner la perte de connaissance. Le malade se relève alors tout ensanglanté et tout étourdi, ou reste étendu sur le sol, mais la perte de connaissance n'en reste pas moins, à mon avis, d'origine purement traumatique. »

En voici un exemple :

OBSERVATION V. — M. Ov. S..., âgé de 40 ans, est atteint de vertige typique depuis 7 ans, sans cause bien déterminée ; il a un frère, également atteint de surdité à gauche avec vertiges, et une cousine dans les mêmes conditions. Il a des bourdonnements très violents (bruit de rivière) et une surdité progressive ; montre à 2 centimètres à droite, au contact à gauche, avec très mauvaise conduction osseuse, les diapasons n'étant perçus que sur les dents. Weber G. Rinne + à D, — à G. Les deux tympans sont épaissis : rhino-pharyngite chronique.

Les vertiges sont rares, deux fois par an en moyenne. Le *26 avril*

1. CHARCOT, *Perte de connaissance dans le vertige* (Leçons du mardi, 1887-88).
2. GILLES DE LA TOURETTE, Le vertige de Ménière et son traitement (Sem. méd., 1897, p. 301).

1893, il fut brusquement renversé en arrière, et un peu à gauche, comme d'habitude. Sa tête heurta violemment le sol et il eut une perte de connaissance qui dura 5 à 6 minutes : hémorragie par l'oreille gauche et le pharynx, vomissements et vertiges intenses se reproduisant au moindre mouvement pendant 2 jours. A ce moment paralysie faciale périphérique gauche encore apparente au moment de l'examen, 2 mois après l'accident. Le vertige et le déséquilibre consécutif le maintinrent cette fois 1 mois 1/2 au lit, alors que d'habitude il était débarrassé au bout de 2 ou 3 jours de toute sensation vertigineuse.

Ce malade a été revu récemment après 15 ans d'intervalle. Il est à peu près totalement sourd, mais après le dernier vertige ci-dessus, il n'en a plus eu que 2 accès peu marqués et depuis en a été complètement indemne. Il dit seulement que s'il entre dans un appartement obscur, il a une légère sensation de tournoiement très passager.

Mais l'opinion de Charcot et de ses élèves est manifestement erronée et la plupart des otologistes admettent aujourd'hui, avec l'école allemande, la possibilité de la perte de connaissance en dehors de toute influence traumatique ou épileptique, du fait seul du vertige. Mentionnée huit fois dans la statistique de Frankl-Hochwart, elle est généralement assez courte, durant quelques secondes ou quelques minutes ; plus rarement elle persiste plusieurs heures. Elle imprime naturellement au syndrome une allure encore plus dramatique et peut donner lieu à de réelles difficultés de diagnostic. Cette variété clinique constitue vraiment la *forme apoplectique* du syndrome de Ménière.

Voici les observations réunies par Frankl-Hochwart :

MÉNIÈRE. — Homme de quarante ans bien portant. Un jour, en s'asseyant sur un fauteuil, il tomba tout à coup à la renverse et perdit connaissance ; on le releva, mais à chaque tentative pour le remettre debout, ses jambes fléchissaient immédiatement. Son visage était pâle, baigné de sueurs. La perte de connaissance s'accompagna d'un vomissement. Au retour de la conscience, le malade eut un violent vertige avec des vomissements et d'épouvantables bourdonnements. La dureté d'oreilles, modérée au début, fit place peu à peu à une surdité intense.

Une deuxième observation concerne un homme qui, donnant un jour un ordre, debout, les bras étendus, tomba tout à coup à la renverse et resta étendu immobile, sans connaissance. Le visage était pâle, un vomissement suivit. La conscience revint graduellement et le malade eut depuis lors de violents vertiges avec vomissements et dureté de l'ouïe.

M. LANNOIS et F. CHAVANNE.

Dans un troisième cas il y eut également perte de connaissance.

Knapp rapporte également un fait analogue.

PINELES et ALT. — Homme de soixante-quatre ans, bien portant jusqu'à l'hiver 1892 ; depuis lors, céphalée et lassitude. En juin 1893, brusquement, au cours de violents bourdonnements, vertige et perte de connaissance ; puis, hypoacousie qui dégénéra bientôt en surdité complète. En juillet, nouveau vertige et apparition de douleurs à l'épaule droite. L'examen permit de reconnaître une leucémie typique.

GRADENIGO. — Homme de vingt-six ans. Cinq mois après avoir contracté la syphilis (soignée par le mercure) ce malade eut tout à coup un vertige avec perte de connaissance. Le vertige dura douze heures et fut suivi de surdité et de bruits musicaux à gauche ; cet état s'accompagnait de vomissements. Plus tard, douleurs de l'oreille gauche et dureté de l'oreille droite ; névrite optique à droite.

SCHWARTZE. — Un homme, bien portant jusque-là, fut pris de frissons, de céphalées et de vomissements ; il perdit connaissance. Après être resté quinze heures dans cet état, il devint complètement sourd au milieu de manifestations vertigineuses.

FRANKL-HOCHWART. — Homme de cinquante-six ans. Bien portant jusqu'alors, il se retrouva une nuit sur le plancher de sa chambre, tiré de sa torpeur par les cris du voisinage ; il était là sans connaissance depuis un quart d'heure à une demi-heure. Il éprouva alors un violent bourdonnement dans l'oreille gauche, du vertige, de la compression céphalique, de l'obscurcissement visuel. Deux jours après, le médecin constatait la surdité de l'oreille gauche.

Voici un exemple de ce grand vertige avec perte de connaissance dans lequel la soudaineté de l'attaque rendait assez difficile le diagnostic avec l'épilepsie. La cause en resta d'ailleurs inconnue.

OBSERVATION VI. — Le nommé P..., 51 ans, ouvrier dans une fabrique d'instruments de chirurgie, s'est toujours très bien porté, est très nerveux, mais nie l'alcoolisme et la syphilis. Son affection a débuté brusquement il y a deux ans ; il n'avait jamais rien eu aux oreilles. Il se ...ut à coup un sifflement intense dans son oreille droite et tomba brusquement à côté de son établi ; relevé par ses camarades, il ne resta pas plus d'une ou deux minutes sans connaissance, mais dès qu'il revint à lui, il se laissa glisser à terre parce que tout tournait autour de lui, et il vomit abondamment. Il dut rester trois jours au lit à cause de ces vomissements : le vertige avait disparu, mais l'oreille continuait à avoir un ronflement continu et elle était devenue sourde ; il percevait cependant encore la montre au contact fort. Trois mois et sept mois après, il eut encore deux crises analogues mais sans perte de connaissance et de durée beaucoup plus courte : il y a cinq mois, il en eut une quatrième en se levant, celle-ci avec perte de connaissance comme la première. Il tomba comme une masse, ne fit pas de mouvements désordonnés, vomit et resta un peu effrayé pendant deux jours. Enfin, il y a trois jours, en se rendant à son travail, il tomba de même sur le quai : l'ictus ne fut pas absolument soudain, car il essaya de se cramponner à un arbre mais inutilement. La perte de connaissance paraît avoir duré plusieurs minutes : il eut comme les autres fois du bourdonnement, du vertige et des vomissements. C'est à ce moment qu'il vient se montrer à la consultation, car il s'effraie de la répétition de ces crises.

L'examen au point de vue nerveux est complètement négatif, il n'a pas de Romberg, pas de nystagmus, les réflexes sont forts. Il se plaint toujours d'un bourdonnement d'ailleurs peu intense et l'oreille droite est totalement sourde. Le tympan est d'aspect normal et la surdité paraît certainement nerveuse : on lui prescrivit KBr. Il fut suivi plusieurs mois sans présenter de nouvelles crises et a été perdu de vue.

La perte de connaissance n'est pas toujours aussi nettement décrite : le plus souvent le malade dit qu'il a été obnubilé un instant, qu'il a vu trouble... Voici un exemple de ces cas légers dont il serait facile de citer un assez grand nombre.

OBSERVATION VII. — Le nommé J. V..., 41 ans, cultivateur, a des bourdonnements irréguliers depuis deux ans, sans surdité. Il y a trois mois, il a commencé à avoir du vertige léger. Il y a trois semaines, après son déjeuner, il eut un vertige brusque qui le jeta par terre, la tête en arrière : il se releva aussitôt sans que personne se fût aperçu de sa chute et alla s'asseoir sur un escalier. Quelques minutes après, il fut brusquement précipité du haut de plusieurs marches, la face en avant. Il croit bien avoir eu une obnubilation complète de courte durée, et ne se reconnut qu'après avoir été relevé, ce qu'on fit d'ailleurs de suite. Il avait des bourdonnements très intenses et des nausées, mais il ne vomit pas : on le coucha, mais il se releva au bout d'une heure. Depuis l'état de déséquilibre s'est un peu accusé.

B. Syndrome apoplectiforme de Ménière d'origine traumatique.

L'inondation labyrinthique, réalisant la forme apoplectiforme du syndrome de Ménière, peut être sous la dépendance d'un traumatisme direct ou indirect de l'oreille et se traduire de façon analogue.

Les traumatismes directs sont naturellement les plus rares ; on les observera dans un accident, une tentative de suicide, à la suite d'une fracture du crâne, après une opération sur la région.

Les traumatismes indirects sont bien plus variés. On peut, avec Passow [1], en distinguer cinq groupes : 1° violences portant sur le crâne (coups, chutes sur la tête, etc.) ; 2° ébranlement du corps (chutes sur la colonne, les genoux, les pieds) ; 3° variations exagérées de la pression de l'air du conduit auditif externe (massage trop violent, travaux dans les caissons, alternatives fréquentes du bruit produit par l'éclatement des balles, pétards, projectiles, etc.) ; 4° action isolée des bruits intenses (sifflets de locomotive, armes à feu, pièces de feu d'artifice, explosion de gaz, de dynamite, coups de tonnerre, décharges téléphoniques, etc.) ; 5° action des bruits continus et répétés (forgerons, artilleurs, mécaniciens, ouvriers travaillant le bronze, l'acier, séjournant dans les tunnels, téléphonistes, musiciens, etc.).

Toutes ces causes auront naturellement plus de force si le sujet est prédisposé à subir leur atteinte par des altérations antérieures de l'oreille, ayant fait de celle-ci un point faible. Aussi sera-t-il très difficile en pareil cas de décider s'il s'agit véritablement de syndrome apoplectiforme, d'apprécier ce qui revient à la lésion préexistante et de rendre à l'hystérie, à la simulation, ou simplement à ce que Brissaud a appelé la sinistrose, ce qui leur appartient en propre.

Quoi qu'il en soit, le traumatisme peut incontestablement, lorsqu'il est assez violent, déterminer à lui seul la production du syndrome apoplectiforme. Il ne sera évidemment pas question ici de la variété apoplectique, car la perte de connaissance, si elle a lieu, est suffisamment expliquée par la réaction due au traumatisme lui-même. Le plus souvent, d'ailleurs, c'est à l'une des formes paroxystique ou chronique que l'on aura affaire.

1. Passow, *Die Verletzungen des Gehörorganes*, Wiesbaden, 1905.

Voici quelques observations :

OBSERVATION VIII. — Françoise S..., 33 ans, a été précipité dans un ravin dans un accident de voiture, le 21 juin 1906. Elle fut relevée dans un état de coma absolu, avec écoulement de sang par l'oreille droite : à chaque instant elle fait des efforts pour vomir et rend un peu d'aliments mêlés de sang. Vers minuit (six heures après l'accident) les vomissements s'arrêtent, la sensibilité et les réflexes reparaissent, mais le coma persiste. Le lendemain la malade répète constamment le même mot, puis peu à peu la connaissance revient. Le Dr Noly, qui nous a communiqué ces renseignements, s'aperçoit qu'elle est totalement sourde et qu'elle est en proie à un vertige tel qu'il fallut attendre un mois avant de pouvoir la transporter à l'hôpital, étendue sur un matelas.

Nous constatons là que le vertige est toujours très intense : elle n'ose faire aucun mouvement et si on l'assied sur son lit elle est prise de grandes oscillations du tronc qui empêchent de prolonger tout examen. Pas de nystagmus spontané, mais secousses nystagmiformes des deux côtés dans les positions extrêmes.

Surdité absolue des deux côtés : les diapasons sur les dents ou sur les apophyses ne donnent qu'une sensation tactile. Elle se plaint beaucoup de ses bourdonnements qui sont de deux variétés : un bruit de ronflement permanent dans les oreilles ; des bruits plus caractérisés, cris, sifflet de locomotive, chant, musique, qui occupent toute la tête.

Peu à peu les phénomènes vertigineux s'amendèrent, par évolution naturelle de l'affection et sous l'influence de KBr à doses élevées : elle put d'abord s'asseoir sur son lit, puis se lever, puis faire quelques pas dans la salle ; à la *fin de septembre*, elle sortait dans la cour en ayant seulement un peu de titubation intermittente avec tendance à aller à droite.

L'examen otoscopique avait montré à droite, dans le quadrant postéro-supérieur une bride fibreuse, allant de la paroi au tiers supérieur du manche, décrivant une courbe à concavité inférieure, trace probable de la rupture tympanique. A gauche, épaississement en masse du segment postérieur et surtout du quadrant postéro-inférieur.

L'évolution ultérieure fut très singulière dans ce cas : la malade se sentant très bien demanda à sortir le *23 octobre*, c'est-à-dire exactement quatre mois après l'accident. Le soir même elle fut prise d'un violent mal de tête qui s'accompagna d'élévation de température ; l'état alla en s'aggravant et le *29 octobre* au matin, on la ramena dans le service avec des signes non douteux de méningite (40°, signe de Kernig, etc.) : elle avait cependant encore sa connaissance et elle mourut dans la nuit après une période comateuse très courte. Une ponction lombaire avait donné issue à 20 centimètres cubes de liquide trouble, sous pression contenant en abondance des polynucléaires et quelques lymphocytes.

À l'autopsie, méningite purulente de la convexité avec traînées de pus le long des scissures ; pas de tubercules. Malgré une recherche minutieuse on ne put trouver une porte d'entrée cranienne ; les sinus étaient sains, la lame criblée intacte, etc. Les deux rochers présentaient une trace évidente de fracture perpendiculaire à leur axe.

Les exemples de vertige traumatique, généralement moins intense que le précédent, ne sont pas rares. Ils ne sont d'ailleurs multipliés dans la pratique journalière depuis la loi de 1898 sur les accidents du travail et sont souvent d'une interprétation délicate en raison de l'hystéro-traumatisme, de la simulation et de la sinistrose qui viennent se surajouter. En dehors de ces conditions, le vertige qui accompagne l'hémorragie labyrinthique se dissipe fréquemment au bout de quelques semaines ou de quelques mois, très certainement par résorption du caillot épanché dans le vestibule ou les autres parties du labyrinthe.

OBSERVATION IX. — Le nommé Fr. S..., 17 ans, étant à bicyclette a été renversé par une automobile : il resta quatre jours sans connaissance. Hémorragie par le nez et par les oreilles, cette dernière ayant duré au moins huit jours. Parésie faciale droite. Lorsqu'il voulut se lever pour la première fois, il eut un violent vertige et faillit être précipité à terre ; il resta un mois dans cet état. Actuellement, cinq mois après le traumatisme, il est assez solide ; pas de Romberg, il se tient mal sur un pied les yeux fermés ; si on lui fait faire des 8 autour de deux chaises, il titube légèrement en tournant à droite. Pas de nystagmus. Il est très sourd, n'entend que vaguement la montre : il perçoit les divers diapasons par l'air et, placés sur la ligne médiane, les latéralise à gauche. Schwabach très diminué. Le tympan droit présente la trace d'une rupture en haut et en arrière : on n'en voit pas à gauche.

OBSERVATION X. — Le nommé M. B..., 25 ans, a fait une chute grave de motocyclette en juillet : il resta quatre ou cinq heures sans connaissance, mais on ne peut savoir s'il a eu une hémorragie. Après l'accident il a eu du vertige pendant un mois ; il pouvait à peine marcher, se remuer, etc. ; dès qu'il tournait la tête à droite, il avait du vertige avec nausées et était obligé de se cramponner. En même temps surdité totale à gauche avec bruit d'eau continu.

Actuellement, le vertige a presque disparu, six mois après l'accident ; il n'a pas de troubles marqués de l'équilibre, pas de nystagmus. Il entend la montre au contact osseux, mais le Weber est latéralisé à droite.

OBSERVATION XI. — Le nommé Fr. N..., 21 ans, a reçu un coup

de pied de cheval il y a dix mois sur le côté gauche de la face : il a eu de l'écoulement de sang par l'oreille gauche et par le nez et on a dû ultérieurement lui enlever l'œil du même côté.

Durant son séjour à l'hôpital pendant un mois, il présenta du vertige et du déséquilibre très net ; actuellement encore, bien que cela soit très atténué, il a des bourdonnements d'oreille et du vertige, s'il se baisse, monte un escalier, etc. La surdité est complète à gauche avec Weber D. Il y a une cicatrice visible dans le quadrant postéro-inférieur.

OBSERVATION XII. — M. Pierre B..., 30 ans. Le malade, employé de chemin de fer, se trouvait sur le marchepied d'un fourgon d'un train en marche quand, passant au niveau d'un poteau télégraphique déplacé, il eut la région auriculaire gauche violemment heurtée par lui. Il perdit immédiatement connaissance et demeura 24 heures dans cet état. Il n'eut aucune fracture du crâne, mais depuis lors sa surdité est absolue à gauche. En même temps, le malade éprouve des vertiges, des bourdonnements, des nausées, de la titubation. Cet état persiste depuis trois mois sans amélioration. Le tympan gauche est un peu épaissi, mais ne l'est pas davantage que celui du côté droit où l'audition est bonne. Weber à droite. Pas d'hystérie.

Nous possédons deux observations où le vertige a été déterminé par l'éclatement de pétards. Nous en donnons une à titre de curiosité.

OBSERVATION XIII. — Mme Marie M... A l'âge de 66 ans, la malade qui, d'après ses affirmations et au dire de ses voisins, jouissait d'une excellente audition, se promenait, la veille du 14 juillet, quand deux enfants lui firent partir des pétards à côté des oreilles. Elle éprouva alors un vertige avec éblouissement, bourdonnements et surdité. Celle-ci fut complète pendant 24 heures et resta depuis lors très marquée. Montre : au contact à droite, 0 à gauche. Rinne négatif. Voix aphone et moyenne : 0. Seule la voix haute est perçue. Bruit subjectif de chute d'eau. Vertiges en descendant les escaliers, en traversant les places ; quelquefois titubation dans la rue. Un peu de nystagmus. Tympan gris terne, généralement épaissi. Pas d'hystérie.

2. Formes paroxystique, continue et chronique avec paroxysmes.

Le syndrome de Ménière peut se manifester à l'état de crises paroxystiques isolées séparées par des rémissions complètes ou à l'état de déséquilibration continue durant, sans être traversée de grands paroxysmes, des semaines, des mois ou des années.

Mais plus ordinairement ces deux types vertigineux se trouvent associés dans la forme chronique avec paroxysmes. La description de cette dernière nous évitera donc de nous attarder séparément aux deux autres.

Voici un cas typique de vertige continu à crises paroxystiques ayant duré plus de dix ans :

OBSERVATION XIV. — Je connais Mᵐᵉ D... depuis 18 ans pour lui avoir donné des soins tout d'abord pour une petite perforation de la membrane de Schrapnell gauche avec formation polypeuse. Elle guérit facilement sans intervention.

Cinq ans après, elle revenait avec un syndrome de Ménière typique et depuis cette époque, pendant près de douze ans, elle n'a pas cessé d'être vertigineuse, sauf de courts intervalles de répit. Le déséquilibre est constant ; elle marche à petits pas, la tête droite et immobile, cherchant toujours le meuble ou le bras où elle pourra s'accrocher ; elle a de l'agoraphobie et ne se risque pas, toujours accompagnée d'ailleurs, au delà du quai devant sa demeure. Cet état est entrecoupé d'accès de grand vertige, revenant surtout au moment des époques avec sifflements intenses dans l'oreille gauche et vomissements ; elle est obligée de garder le lit pendant deux ou trois jours. Aucun traitement ne modifia son état.

Il y a trois ans, le vertige a commencé à s'atténuer et elle a pu reprendre la vie commune, aller même à Paris et visiter le Salon des Beaux-Arts. Mais elle n'est pas encore très solide et il lui arrive fréquemment d'avoir un peu de vertige passager, notamment sous l'influence des bruits extérieurs.

L'oreille droite est sourde de longue date, elle n'entendait au début la montre qu'au tragus et elle ne l'entend plus du tout ; elle a suppuré dans l'enfance et est très cicatricielle. L'audition est de 20/80 environ pour la montre à gauche où il y a une cicatrice au niveau du mur de la logette. Le Weber est D, le Schwabach diminué.

Les formes à paroxysmes isolés abondent. Voici un exemple parmi beaucoup d'autres.

OBSERVATION XV. — Mᵐᵉ Fr. M.., 43 ans, serait sourde de l'oreille gauche depuis un an : elle a du bourdonnement à timbre métallique, mais seulement d'une manière intermittente. C'est après un vertige qu'elle s'aperçut de sa surdité.

Elle décrit celui-ci de la façon suivante : il lui semble qu'elle reçoit un coup violent sur le sommet de la tête, le bourdonnement s'exagère ou apparaît dans l'oreille gauche et elle est entraînée à droite. Elle tomberait si on ne la soutenait. Elle éprouve les sensations subjectives et objectives : tout tourne autour d'elle et elle a aussi la sensation de précipitation à droite ; les yeux vacillent, de grands cercles noirs tournent devant ses yeux et elle ne voit plus. Elle a des nausées, plus rarement des vomissements. Elle est chaque fois très angoissée, crie qu'elle va mourir, qu'elle s'en va. Le tout dure environ une demi-heure et elle peut redescendre à son bureau, parfois l'état vertigineux persiste et elle est alors obligée de rester au lit.

Les vertiges reviennent assez irrégulièrement, toutes les trois semaines environ, la laissant parfois indemne pendant deux mois. Dans l'intervalle des crises elle n'a aucune sensation de vertige ou de déséquilibre.

Les deux tympans sont un peu épaissis, sans triangle, enfoncés, surtout le gauche. Le Weber est droit sur le front, gauche sur les dents, le Schwabach diminué des deux côtés. Coryzas fréquents.

Le cas suivant est intéressant en raison de la relation qui paraît exister entre le vertige et un goitre aigu.

OBSERVATION XVI. — M. Ch. L..., 33 ans, a éprouvé un léger étourdissement il y a juste quinze jours, le matin au réveil. Dans la nuit suivante, vertige intense qui a duré jusqu'au lendemain soir à quatre heures et s'est accompagné de vomissements répétés. Dès le début du grand vertige, bourdonnement intense dans l'oreille droite qui persiste. Dans la journée, il s'aperçut qu'il était sourd de cette oreille.

Il n'a pu se relever qu'au bout de douze jours ; il ne peut marcher que depuis trois jours. Il a un léger Romberg qui a été beaucoup plus marqué, du nystagmus horizontal, égal des deux côtés ; il peut faire des 8 autour de deux chaises, mais n'est pas solide quand il tourne à droite. Les tympans ne présentent pas de lésions. Le diapason vertex est perçu des deux côtés, mais plus à gauche, et le Schwabach est très diminué à droite. Il entend la montre au contact osseux.

Il a du goitre depuis l'âge de 15 ans, mais il affirme que celui-ci a considérablement augmenté depuis son vertige ; c'est ainsi que ce matin il n'a pu trouver de col à se mettre et sa chemise, qu'il a difficilement pu boutonner, lui marque le cou d'un large sillon.

L'accès paroxystique rappelle en raccourci l'accès apoplectiforme ; mais son allure est moins dramatique. De plus il n'entraîne jamais de perte de connaissance et n'est généralement pas suivi de surdité complète définitive, comme c'est au contraire la règle avec la forme apoplectiforme.

L'apparition de l'accident est parfois brusque et surprend le sujet en pleine santé apparente ; assez souvent néanmoins des troubles auriculaires *prémonitoires* ont pu le faire craindre au médecin et plus tard une sorte d'*aura* le laisser prévoir au malade qui en a déjà été victime.

Les lésions chroniques de l'oreille, susceptibles d'entraîner de la compression labyrinthique, les troubles vasculaires capables de retentir directement ou indirectement sur la circulation de l'oreille interne éveilleront particulièrement l'attention à ce point de vue. Sans doute les sourds, les artério-scléreux, les brightiques ne sont pas tous destinés à devenir des vertigineux ; il faut en effet, comme le remarque Gilles de la Tourette, faire une large part dans le développement du syndrome de Ménière à une hyperexcitabilité de l'oreille interne très personnelle au sujet. Ce sont précisément les signes de cette susceptibilité, plus encore que ceux de la diminution de l'acuité auditive, qui feront redouter l'explosion des accidents vertigineux. On constate ainsi, localisés plus spécialement à l'une ou l'autre oreille suivant la prédominance de la lésion ici ou là, des bruits subjectifs (bourdonnements, bruits de jet de vapeur, de sifflets), s'exagérant sous l'action de certaines positions, quand la tête est penchée en avant par exemple, et diminuant généralement dans le décubitus horizontal. Intermittents d'abord, ils arrivent à devenir constants et présentent des exacerbations qui doivent faire redouter le vertige. On a relevé de même des hallucinations d'espace ayant précédé dès longtemps ce dernier. Une malade de Charcot sentait la chaise sur laquelle elle était assise se briser sous elle ; une autre, pendant huit ans avant l'apparition du syndrome, croyait voir l'escalier qu'elle descendait s'entr'ouvrir devant elle.

Fréquemment l'accès s'annonce par des troubles vaso-moteurs : le patient éprouve une forte sensation de chaud ou de froid ; il a le visage, ou même seulement la moitié de celui-ci, congestionné ou au contraire pâle. Des sueurs profuses, des frissons, une sensation de compression céphalique se rencontrent aussi à l'état de prodrome ou au cours de la crise.

L'*aura* la plus habituelle du vertige consiste en la perception d'un bruit plus ou moins aigu. On a signalé encore de la céphalée, des troubles visuels, du nystagmus pouvant être assez intense pour déterminer du strabisme, de la diplopie, « des éblouissements ou au contraire des fumées, du noir, des flammes de feu en zig-zag ; plus rarement de l'obnubilation, de l'abaissement brusque de la vision » (Gellé). Exceptionnellement c'est une sensation allant de l'hypogastre à l'occiput (Duffin [1]),

1. Duffin, cité par Gowers (*British med. Journ.*, 1877).

une douleur partant d'un membre et gagnant l'oreille (Ringer[1]).

En même temps le malade éprouve la sensation d'un mouvement oscillatoire dans le sens antérieur ou postérieur, dans l'axe vertical ou latéral du corps ; puis, s'il n'a eu le temps de se coucher ou de s'asseoir, il chancelle et tombe sur le sol en avant ou de côté. Et, tant que dure la crise, couvert d'une sueur froide, alternativement pâle ou congestionné, il se pelotonne sur lui-même, prenant les positions les plus bizarres.

En voici un exemple :

OBSERVATION XVII. — Mme E..., 24 ans, a une otorrhée droite depuis l'enfance, mais n'a jamais été soignée. Il y a six jours, après avoir présenté depuis quelques semaines un peu de douleur sur l'apophyse et une recrudescence de l'écoulement devenu sanguinolent, elle fut brusquement projetée à terre dans son magasin et se mit à vomir. A grand'peine on la transporta dans son lit qu'elle n'a pas quitté depuis. A chaque mouvement qu'elle fait pour se changer de place, bouger la tête, etc., le vertige redevient intense et elle vomit.

Aussi reste-t-elle complètement immobile, couchée sur le côté droit, le visage fortement tourné à droite et à demi enfoui dans l'oreiller. Lorsqu'on voulut l'asseoir, elle fut prise de grandes oscillations du tronc et retomba sur l'oreiller. Trois personnes ne parvinrent qu'avec beaucoup de peine à la maintenir sur le côté gauche, au milieu de cris, de gémissements et de supplications, pendant que nous constations la présence d'un gros polype de la caisse et que nous procédions à son ablation ; un lavage débarrassa ensuite l'oreille d'une quantité de débris cholestéatomateux et immédiatement la malade fut soulagée.

Quelques jours après, la malade était totalement guérie de son vertige qui ne reparut plus : un traitement ultérieur amena la guérison de l'otite suppurée.

Ces diverses modalités du *vertige* ont été ramenées à quatre par les auteurs : 1° *vertigo gyrans*, quand le malade a une sensation de tournoiement sur lui-même ou des objets autour de lui ; 2° *vertigo titubans*, lorsqu'il se croit entraîné en avant ou en arrière ; 3° *vertigo vacillans*, s'il se sent emporté de côté, en l'air, dans un gouffre ; 4° *vertigo caduca* enfin quand la chute s'ensuit.

Parfois ce sont de véritables impulsions qu'éprouve le sujet ; elles l'entraînent malgré lui en avant, latéralement, l'obligent à tourner, à se coucher sur un côté, à se courber, etc. (Weill),

1. RINGER, *ibid.*

Un malade d'Itard courait quelques minutes droit devant lui,
ou exécutait un mouvement autour d'un axe transversal ; un
cocher, observé par Voury, imprimait à son cheval un mouvement de rotation lorsque l'accès le prenait sur son siège ; un
malade de Ferrier tournait deux ou trois fois sur lui-même, puis
s'affaissait.

Lorsqu'il va tomber, le vertigineux se cramponne généralement à tout ce qui s'offre à lui : poteau, bec de gaz, mur,
passant, etc. Aussi évite-t-il d'ordinaire un traumatisme grave ;
pourtant des cas de fracture des os du nez et des dents, des
chutes mortelles même ont été rapportés.

On a beaucoup discuté sur la direction de la chute : le plus
souvent c'est du côté de l'oreille lésée que celle-ci s'effectue,
mais cette règle est très loin d'être constante, non seulement
pour les différents malades, mais encore chez un même sujet.
Pareille discussion a eu lieu pour le sens dans lequel se produit
la rotation des objets : la même irrégularité a été constatée.
Quant au nystagmus, il apparaît surtout dans le regard du côté
sain.

La crise calmée, le sujet raconte avec effroi ses culbutes subjectives ; celles-ci se traduisent pour lui, ensemble ou isolément
par deux sortes de sensations. Tantôt il voit les objets se déplacer autour de lui, tourner dans un sens ou dans l'autre, tantôt
au contraire il a l'impression de tituber, de pivoter lui-même
sur son axe vertical ou horizontal, d'être emporté dans un
tourbillon, de rouler comme une boule en avant ou en arrière,
d'être enlevé en l'air les pieds en avant, d'être précipité dans
un abîme. L'hallucination cœnesthésique est parfois poussée
fort loin. Un malade croira tomber de la colonne de la Bastille
en effectuant une série de sauts périlleux en avant (Charcot) ;
un autre s'imaginera que son lit est précipité à travers le plancher effondré, et les bruits subjectifs intenses qu'il éprouvera
lui feront penser que la maison entière s'écroule (Lannois).
Quelquefois ce tableau est encore compliqué d'hallucinations
visuelles, le sujet voyant le sol onduler comme la mer, les objets
se mouvoir, etc., et d'hallucinations tactiles, sensation de
souris le long du corps, de frémissement musculaire, de brû-
lure aux mains et aux pieds (Charcot, Weill).

Chaque mouvement tenté par le patient pendant l'accès, le
fait par exemple de soulever la tête de l'oreiller, exagère le vertige. Il en est de même de l'ouverture des yeux, car le *nystagmus*, habituel à ce moment, augmente la sensation subjective
du déplacement des objets. Aussi la fermeture spontanée des

yeux pendant l'accès est-elle pour Frankl-Hochwart un signe
de diagnostic important. Une de ses malades était soulagée par
l'occlusion légère, tandis qu'une fermeture plus forte, entraînant
de la compression des globes oculaires, augmentait l'intensité de
la crise ; douze autres trouvaient un soulagement à tenir la tête
raide et à diriger leurs regards sur un objet précis. De même
l'occlusion des yeux permettra souvent un lavage de l'oreille
qui autrement aurait déterminé un vertige plus ou moins accentué. Ce sont là autant d'analogies avec le mal de mer[1], que l'on
calme parfois en fermant les yeux ou en accommodant sur un
objet du voisinage. Cette amélioration du vertige par l'occlusion
des yeux ne se produit que pendant l'accès ; dans la période
intercalaire, au contraire, la vue sera, suivant une expression
imagée, la béquille du vestibule.

En même temps que le nystagmus on peut constater d'autres
troubles visuels moins importants et moins constants, par
exemple de la diplopie, de la polyopie, du strabisme, du rétré-
cissement du champ visuel, etc. Chez des malades de Jackson
et Schwabach, la pression sur le tragus droit déterminait une
déviation lente des yeux de droite à gauche, avec déplacement
apparent des objets du même côté. Leur caractère migraineux
nous a fait classer plus loin deux cas où ces troubles oculaires
sont très marqués.

Les phénomènes réflexes peuvent se produire sur les
muqueuses nasale et conjonctivale.

Observation XVIII. — Mme V..., est atteinte de syndrome de
Ménière à forme continue avec paroxysmes : son observation a déjà
été publiée comme un exemple net d'agoraphobie.

La fin de la crise paroxystique est généralement annoncée chez
elle par du larmoiement, un écoulement nasal abondant et des
éternuements. Il faut ajouter qu'elle présente cette curieuse manifestation nasale spasmodique à laquelle on a donné le nom d'éter-
nuement post-prandial : au repas de midi presque toujours au
moment où elle prend son café, elle a de violents éternuements
jusqu'à 30 fois de suite. Son père et une de ses sœurs présentent la
même affection.

Il faut ajouter qu'actuellement cette malade qui est suivie depuis
dix ans n'a plus de vertiges depuis près de 4 ans, abstraction faite

1. Pour plus de détails à ce sujet, voir : Palasne de Champeaux, *Contribution à l'étude des symptômes, du diagnostic et de la pathogénie de la
maladie de Ménière. Quelques réflexions sur les rapports du mal de mer
et la maladie de Ménière* (Thèse de Paris, 1881).

d'une légère atteinte il y a 18 mois. C'est un bel exemple de la
disparition progressive d'un vertige auriculaire grave ; l'audition
est redevenue normale.

Les *bruits subjectifs* sont généralement très intenses et con-
tribuent, pour une bonne part, à l'état si pénible dans lequel se
trouve le malade. Ils peuvent, chez des prédisposés, déterminer
de véritables hallucinations et entraîner de l'hypocondrie et des
idées fixes : un neurasthénique de Frankl-Hochwart avait la
sensation d'insectes dans la tête. Ces bruits sont des plus variés:
sifflets aigus, tintements de cloche, craquements effroyables,
bruits de la mer, de coquillages, de chute d'eau, de tempête, de
chaudière, de ferraille, de machine, de chocs du fer sur l'en-
clume, de bourdonnements d'abeilles, de cri-cri des grillons,
etc. Exceptionnellement ils sont musicaux. Palasne de Champeaux cite une malade qui entendait des chants harmonieux ;
un musicien, soigné par Robin, percevait des sons dont il pouvait évaluer la hauteur. Chez une de nos malades, qui croyait
toujours entendre une musique militaire, il se produisit ultérieurement des troubles psychiques.

Il est rare que les bruits subjectifs fassent défaut dans le syndrome d'Ménière : ils manquaient 7 fois seulement sur 209 cas
réunis par Frankl-Hochwart. Ils existent d'ordinaire pendant
la période interparoxystique, mais peuvent n'apparaître qu'à
l'approche du vertige. Dans les deux tiers des faits de la statistique précédente, une exacerbation des bruits subjectifs annon-
çait l'approche de l'accès ; dans un quart, il ne se manifestait pas
alors de modification sensible ; chez 6 malades, le bruit devenait
plus faible, puis se perdait peu à peu ; 3 fois enfin l'exacerbation
existait avant et après l'accès, mais celui-ci se passait sans
bruit subjectif.

L'acuité auditive s'abaisse d'ordinaire notablement avant la
crise et pendant celle-ci. Il est naturellement malaisé de dire si
c'est là une réaction directe du nerf cochléaire ou bien une conséquence de l'exacerbation des bourdonnements. L'hypoacousie,
après avoir subi une aggravation pendant la période prémonitoire, diminue parfois après le paroxysme. Heermann [1] a signalé
un cas d'hyperesthésie acoustique. Le degré de surdité varie,
d'ailleurs, suivant les lésions auriculaires responsables du syn-

1. HEERMANN, Ueber den Meniereschen Symptomenkomplex (*Sammlung
von Abhandlungen aus den Gebiete der Nasen, Ohren, Mund und Halskrank-
heiten*, t. VII, fasc. 1 et 2, 1903).

drome ; le plus souvent, la dureté uni ou bilatérale est assez marquée ; elle peut cependant (forme fruste) être très faible et passer inaperçue. Dans quelques cas, la surdité n'existe que pour certains groupes de sons ; un malade de Knapp entendait mieux les octaves moyennes, un autre les sons graves ; les sons aigus n'étaient pas perçus. Palasne de Champeaux a observé un cas de diplacousie.

La fin de l'accès vertigineux est souvent annoncée par un *état nauséeux* comparable à celui du mal de mer. Ce symptôme ne figure que rarement parmi les prodromes : aussi les malades arrivent-ils à se réjouir de son apparition, qui leur promet un terme à leur supplice. La nausée est ordinairement accompagnée de *vomissements* ; ceux-ci, que l'on rencontre dans les deux tiers des cas, sont alimentaires, bilieux et ne renferment qu'exceptionnellement des traces de sang. Ils sont tantôt abondants et faciles, se produisant sans nausée, ni douleur, tantôt peu abondants et pénibles, s'effectuant au prix de violentes souffrances. Souvent, une surcharge de l'estomac, une intoxication alcoolique sont constatées chez les prédisposés au vertige, sans qu'on puisse assigner une place pathologique précise à ces manifestations.

On mentionne rarement des phénomènes intestinaux au cours du syndrome de Ménière. Frankl-Hochwart est convaincu qu'il en serait tout autrement si on les recherchait systématiquement. On observe, en effet, souvent de la *diarrhée*, celle-ci déterminant une, parfois trois, quatre garde-robes brusquement et impérieusement réclamées.

Pendant l'accès, la face est pâle, les extrémités refroidies, le malade est dans un état demi-syncopal lui laissant toute sa conscience. Le pouls est généralement accéléré, petit, tendu ; il était ralenti dans un cas de Frankl-Hochwart. Weill a observé des palpitations et de l'angoisse. La température n'est pas modifiée. Les réflexes tendineux étaient exagérés dans quelques cas.

La *durée* de l'accès paroxystique est très variable. Parfois le malade se relève au bout de quelques minutes, l'air hébété, et reste un certain temps abasourdi, las, souffrant d'une sensation de compression céphalique, de douleurs localisées au front, à la nuque, ou rappelant celles de la névralgie trigémellaire ou occipitale, puis il continue sa route ou reprend ses occupations. Plus ordinairement la crise persiste plusieurs heures et le patient, après avoir abondamment vomi, finit par s'endormir ; au réveil le paroxysme est terminé. Moins fréquemment enfin, l'accès dure deux ou trois jours ou même une semaine entière.

Il est rare de voir le syndrome de Ménière demeurer purement

paroxystique et se manifester seulement par des crises se reproduisant à quelques semaines ou quelques mois d'intervalle sans
que la période intercalaire soit en rien troublée. Le plus souvent,
le malade est d'emblée un vertigineux chronique avec poussées
paroxystiques, ou il le devient lorsque les paroxysmes ont eux-
mêmes ouvert la scène. Ces derniers sont du reste plus ou moins
violents, plus ou moins espacés suivant les cas, et tous les degrés
peuvent naturellement s'observer. Des périodes plus ou moins
longues d'accalmie totale apparaissent même parfois.

L'état dans lequel se débat le malheureux *vertigineux chronique* est lamentable. *Sa démarche* traduit le déséquilibre dans
lequel il se trouve. Gilles de la Tourette, en en prenant le gra-
phique, avait relevé les caractères suivants : 1° les deux pieds
peuvent passer simultanément du même côté de la directrice, et
l'écartement latéral d'un même pied est plus considérable qu'à
l'état normal; 2° il y a raccourcissement du pas dans les poussées
latérales et allongement relatif dans la période prémonitoire de
la chute; 3° la situation de l'axe du pied par rapport à la directrice de la marche est très variable; 4° les caractéristiques de la
marche titubante elle-même sont très variables chez un même
sujet et dans une même marche. Ces caractères, on le voit, se
rapprochent de la démarche cérébelleuse. Ils étaient encore plus
curieux dans un cas de Jackson, cité par Weill : le malade,
sourd de l'oreille droite qui était le siège de bourdonnements
continuels, avait tendance à croiser sa jambe droite pendant la
marche et à placer son pied droit en dehors du pied gauche, en
même temps qu'il inclinait toujours à s'avancer dans cette direction, les objets lui semblant se déplacer de ce côté.

Von Stein [1] s'est efforcé plus récemment de déterminer exactement le *degré de déséquilibre objectif* des vertigineux. Les
épreuves, qu'il effectue à l'aide de son goniomètre, sont les unes
statiques, les autres dynamiques. Les premières consistent à
examiner : 1° la station debout, genoux et talons au contact;
2° la station debout sur la pointe des pieds; 3° la station sur un
pied; 4° la station debout sur un plan incliné. Les épreuves dynamiques s'occupent : 1° de la marche en avant et en arrière en
ligne droite; 2° du saut à pieds joints en avant et en arrière;
3° de la rotation à droite et à gauche les pieds joints; 4° de la
rotation sur un pied.

Pendant ces épreuves, un sujet normal ne chancelle pas, que

1. Von Stein, *Die Lehre von den Funktionen der einzelnen Teile des
Ohrlabyrinths*, Iéna, 1894.

les yeux soient ouverts ou fermés. Le vertigineux, au contraire, chancelle et, si le labyrinthe est en cause, l'occlusion des yeux augmente le déséquilibre, ce qui justifie une fois de plus l'aphorisme de Grasset : la vue est la béquille du labyrinthe. Le cinématographe peut rendre des services appréciables dans l'étude de ces troubles (von Stein, Moure).

Toutes ces recherches ressemblent en somme beaucoup à celles que l'on effectue dans l'examen des tabétiques. Bonnier a constaté de même que le signe de Romberg, c'est-à-dire l'oscillation avec ou sans chute, était de règle dans l'irritation labyrinthique. Intermittent ou paroxystique comme le vertige lui-même, il est plus ou moins accentué suivant le degré du trouble qui le cause. Une oscillation unilatérale sera compensée naturellement par le côté sain quand un seul appareil ampullaire sera intéressé ; dans des oscillations à droite et à gauche, par suite de lésion double, la correction des attitudes segmentaires détermine les efforts compensateurs des muscles tibiotarsiens ; enfin, quand l'irritation labyrinthique est considérable, le déséquilibre n'est relativement corrigé que par la vue (Bonnier).

L'épreuve du vertige voltaïque fournira parfois d'utiles renseignements. On la pratique sur le malade assis (Escat) ou mieux debout, les talons rapprochés, les yeux fermés. Les tampons étant symétriquement appliqués sur les apophyses mastoïdes, on ferme le circuit et on l'ouvre de suite, ou bien (Escat) on le maintient fermé jusqu'à ce que la réaction se produise, c'est-à-dire à quinze secondes au maximum. Normalement, le passage d'un courant de un à huit milliampères détermine un vertige expérimental inclinant la tête et le corps du côté du pôle positif et les yeux regardent dans la même direction. Le vertige augmente progressivement si le courant reste fermé quelques secondes ; il s'accroît brusquement quand on l'interrompt et s'accompagne alors de sifflements d'oreille et quelquefois de phosphènes ; on ne constate ni nausée, ni vomissement. En cas d'otopathie, Babinski [1] et Cros [2], qui ont particulièrement étudié cette question, sont arrivés aux conclusions suivantes : 1° avec une lésion de l'oreille externe la réaction est normale ; 2° avec un trouble ou une lésion unilatérale de l'oreille moyenne ou de l'oreille interne, l'inclinaison se fait presque constamment (cinq fois sur six) ou se montre plus marquée du côté malade, quel

1. Babinski, *Société de Biologie*, 26 janvier 1901.
2. Cros, *Des modifications du vertige voltaïque dans les otopathies* (Thèse de Toulouse, 1901).

que soit le sens du courant; 3° si l'otopathie est bilatérale, l'inclinaison est ordinairement plus forte du côté le plus atteint (vingt-huit fois sur trente-six).

Les malades auxquels on a affaire présentant généralement des lésions bilatérales, cette réaction perd naturellement en clinique beaucoup de son intérêt.

L'épreuve du vertige rotatoire, pratiquée au moyen de l'appareil de Mach, comme nous l'avons exposé plus haut, a surtout l'avantage de différencier le syndrome de Ménière du syndrome vestibulaire de Raymond : dans ce dernier cas, le malade ne sent pas le mouvement de rotation, il n'a pas de vertige au moment de l'arrêt, pas de nystagmus.

Les *épreuves de Barany, relatives au nystagmus provoqué par rotation* et par réchauffement ou refroidissement de l'appareil labyrinthique, achèveront de renseigner sur l'état de cet organe.

Dans de pareilles conditions, *la vie du vertigineux* est, on le comprend, assez misérable. Son vertige peut exister jour et nuit et dans toutes les positions sous ses diverses variétés. L'alitement est parfois sa dernière ressource : une malade de Charcot prenait ainsi une position bizarre, la tête légèrement renversée en arrière, les jambes un peu élevées, immobilisée par la crainte, elle donnait des signes de grande anxiété si l'on approchait de son lit, s'y cramponnait au moindre mouvement qu'on lui communiquait et poussait des cris déchirants si l'on essayait de l'emporter.

Le patient veut-il reprendre sa vie ordinaire, obsédé par des bourdonnements constants, il ne peut sortir dans la rue sans voir son vertige s'exagérer; souvent il est obligé de se faire accompagner. Sa démarche, mal assurée, rappelle celle du canard (Moos) ou celle de l'ivrogne, ce qui le fera parfois conduire au poste par un agent de police trop zélé. Il rase les murs pour s'en faire un appui en cas de besoin; il ne peut traverser les places. Sans cesse préoccupé de ce qui augmenterait sa compression labyrinthique, il évite de se baisser, de bouger la tête ou les yeux, de se moucher, d'éternuer; il ne mange qu'avec précaution. L'état général se ressent naturellement de ces angoisses; l'alimentation, gênée par les nausées, se fait mal; l'amaigrissement s'ensuit. Souvent, enfin, la neurasthénie et son cortège de symptômes de dépression viennent compléter la faillite d'une volonté qui n'ose plus espérer et appelle à grands cris l'anéantissement labyrinthique total ou la mort.

3. Formes atténuées.

Les formes atténuées sont de beaucoup les plus fréquentes et leur description est véritablement impossible en raison de leur diversité. Elles ne sont pas toujours rapportées à leur véritable cause par les praticiens, qui les attribuent à l'estomac, au rein, à l'utérus, à l'anémie, etc. Elles se traduiront, par exemple, par un léger éblouissement, un tournoiement passager, une sensation d'étourdissement à peine marquée, par un symptôme épisodique, suivant l'expression d'Escat; ces manifestations se produiront au moment où le malade baissé relèvera la tête, se tournera de côté, s'étendra dans son lit, fera les premiers mouvements de mastication à son repas, se congestionnera pendant le travail de la digestion, sera surpris par un bruit brusque et violent, recevra une injection poussée trop fort dans le conduit, etc. Et l'on trouvera tous les intermédiaires entre ces formes atténuées et les formes plus graves du syndrome de Ménière.

4. Formes frustes.

Frankl-Hochwart décrit sous le nom de formes frustes des types cliniques du syndrome de Ménière dans lesquels l'un des éléments de la triade symptomatique fondamentale est absent ou extrêmement réduit. Il s'agit là, d'ailleurs, de cas exceptionnels.

On pourra rencontrer ainsi :

1º Un syndrome de Ménière avec une hypoacousie si minime qu'elle passera inaperçue ou même avec une *audition intacte;*

2º Un syndrome de Ménière *sans bruits subjectifs;*

3º Un syndrome de Ménière *sans vertige* ou du moins sans vertige typique, celui-ci étant remplacé par du tremblement des jambes, une sensation de dérobement du sol, un état rappelant le mal de mer.

Nous rapprocherons de cette dernière forme la *migraine otique,* syndrome d'origine labyrinthique, dans lequel l'hémicranie s'accompagne de bourdonnements, d'hypoacousie progressive et d'un état vertigineux léger et inconstant.

Signalés par Weber-Liel [1], Urbantschitsch [2], Robiolis [3], les rapports de la migraine et des troubles otiques n'avaient guère, malgré tout, fixé l'attention avant qu'Escat [4] ne vînt plaider en faveur d'un type clinique défini, homologue de la migraine ophtalmique. L'observation lui avait démontré en effet : 1° que les troubles otiques (surdité, bourdonnements, otodynie vague et profonde, hyperacousie douloureuse) s'observent dans certains accès de migraine au même titre que les troubles ophtalmiques, parfois concurremment avec eux ; 2° que la plupart des sujets atteints d'oto-sclérose labyrinthique primitive avec signes précoces de compromission labyrinthique sont ou ont été des migraineux. A la suite d'une toxhémie chronique, d'origine variable, il se produirait une intoxication des centres bulbomédullaires présidant aux fonctions sensitive, motrice et trophique de l'appareil auditif et, par suite, un trouble consécutif dans les fonctions du trijumeau, dont la réaction est à la fois sensitive, motrice et trophique. La réaction sensitive se traduit par des névralgies dans le domaine du trijumeau et spécialement dans les rameaux méningés, dont l'irritation explique l'hémicranie. La réaction motrice se manifeste par des bourdonnements intermittents,dus au spasme du tenseur tympanique (bruit de Leudet) : la ténotomie de ce dernier amena, en effet, la disparition des bourdonnements chez un migraineux d'Urbantschitsch. La réaction trophique entraîne la sclérose atrophique et hyperplasique de l'appareil auditif et se manifeste par des bourdonnements continus, à caractère musical et de l'hypoacousie progressive. L'état vertigineux, que l'on observe alors de façon assez inconstante, relève de la participation des canaux semi-circulaires au processus scléreux ; il est généralement faible, la lenteur du processus semblant ménager la susceptibilité réflexe de l'appareil périphérique de l'équilibration, contrairement à ce qui se passe dans le syndrome de Ménière typique, symptomatique de lésions artérielles plus brutales.

Voici deux cas où la migraine revêtait un caractère à la fois otique et ophtalmique très accusé.

Observation XIX. — M. B... a déjà été vu pour un peu d'otite

1. Weber-Liel, *Ueber das Wesen und die Heilbarkeit der häufigsten Form progressiver Schwerhörigkeit*, Berlin, 1873.
2. Urbantschitsch, *Traité des maladies de l'oreille*, 1886.
3. Robiolis, *De la migraine ophtalmique* (Thèse de Montpellier, 1891).
4. Escat, De la migraine otique (*Ann. des mal. de l'oreille*, octobre 1904, p. 363).

moyenne catarrhale en 1895, alors qu'il avait 18 ans. Il fut rapidement guéri.

Il revient en 1905, se plaignant d'abaissement marqué de l'ouïe : il travaille dans un atelier où il y a des chaudronniers ; il a des sifflements lorsqu'il sort du bruit et des craquements lorsqu'il avale.

Le point intéressant à relever dans son histoire est le suivant : deux fois, en ce dernier mois, il a été pris assez brusquement de vertige en sortant de l'atelier et en regardant le bassin qui constitue la gare d'eau de Vaise ; les sifflements deviennent intenses, tout tourne autour de lui et c'est avec la plus grande peine qu'il parvient à regagner son domicile. En marchant, il survient de la douleur à la nuque et de la migraine à caractère ophtalmique : il a d'abord des flammèches, puis des lueurs qu'il dit ressembler à des Z rapprochés, enfin de l'hémiopie droite. Il est obligé de se coucher.

Au bout d'une heure et demie à deux heures, il peut se relever, mais la migraine se continue pendant quatre ou cinq heures comme une migraine ordinaire avec hémicranie gauche, fourmillements dans les doigts, surtout à droite, envie de vomir.

D'après son récit, il a déjà eu cette migraine à début nettement marqué par du vertige et du sifflement lors de la première atteinte de ses oreilles, mais n'avait plus rien eu depuis huit ans.

Les deux tympans sont d'aspect normal, nettement enfoncés et l'audition n'est de l'un et l'autre côté que de 25/60. Le cathétérisme et le bromure remirent rapidement les choses à l'état normal (OD = 50/60 ; OG = 45/60).

Le malade est très nerveux ; il a été revu à diverses reprises ; toutes les fois qu'un peu de sifflement ou quelques mouches volantes lui faisaient craindre le retour des accidents, il a suffi d'un peu de bromure et d'un cathétérisme pour que tout rentrât dans l'ordre.

OBSERVATION XX. — M. Antoine T..., 37 ans. Le début s'est fait, il y a 9 ans, par des bourdonnements dans l'oreille gauche, bruit de chute d'eau ou de grillon. Il s'aperçut alors en écoutant sa montre qu'il était sourd de OG., ce dont il ne se doutait pas. Quelques semaines plus tard, il survint des vertiges. Il les décrit ainsi : Brusquement la tête lui tourne et paraît vouloir l'entraîner à droite ; il est obligé de s'accrocher aux objets environnants pour ne pas tomber. Il éprouve en même temps une sensation de chaleur à la nuque. Le tout ne dure que quelques seconde. Survient alors une douleur vive, parfois occipitale, le plus souvent frontale à prédominance du côté gauche.

A ce moment phénomènes oculaires : hémianopsie ne lui laissant voir que la moitié gauche des personnes ou des objets ou plus exactement lui faisant trouver sombre la moitié droite ; mouches volantes ; danse des lettres s'il veut lire. Il est obligé de se coucher et, après avoir vomi ou non, s'endort et se réveille au bout de deux heures, guéri.

Il a eu, en deux ans, sept crises de ce genre : il est rare qu'elles soient isolées, le plus souvent elles reviennent trois ou quatre jours de suite.

L'oreille droite est bonne, la gauche ne perçoit la montre qu'au pavillon ; le Weber est gauche ; les deux tympans sont généralement un peu épaissis, mais le triangle, encore bien visible à droite, a disparu du côté gauche.

5. Formes psychiques.

L'hyperexcitabilité de l'oreille interne, qui favorise l'apparition du syndrome de Ménière, a maintes fois déjà attiré l'attention sur les relations de ce dernier avec l'état nerveux du sujet et l'on peut, avec Frankl-Hochwart, admettre qu'il existe une névrose de Ménière produite par le vertige lui-même. Il n'y a vraiment, du reste, pas là de quoi surprendre si l'on réfléchit à ce qu'est la vie des vertigineux. Rouzaud[1], dans son excellente thèse, à laquelle nous emprunterons largement, constate que la plupart d'entre eux ont une cérébralité troublée, qu'il s'agisse de forme grave ou de forme bénigne du syndrome. On peut réunir en trois groupes les manifestations que l'on constate : 1° troubles de l'intelligence et de la volonté ; 2° phobies ; 3° psychoses.

A. Troubles de l'intelligence et de la volonté.

Ces troubles sont de règle dans le syndrome de Ménière. L'impression laissée au malade par ses accès vertigineux, la crainte continuelle de les voir se reproduire, la constatation de son impuissance à les combattre impriment à son caractère des altérations profondes. Il devient vite un triste, un solitaire. Ce qui l'intéressait autrefois n'a plus d'attrait pour lui. Il ne sort plus, pour éviter les exacerbations que pourraient lui amener les bruits du dehors, les sensations d'espace. La peur d'apparaître titubant, de passer pour un ivrogne, de tomber dans la rue, le confirme encore dans ses idées de réclusion. Ses occupations professionnelles se ressentent en outre du degré plus ou moins marqué d'asthénie intellectuelle dans lequel il se trouve : le travail, la concentration des idées deviennent plus difficiles, la mémoire moins fidèle, le jugement moins sûr, l'imagination moins vive. Les efforts intellectuels, du reste, favorisent souvent le retour du vertige.

1. Rouzaud, *De l'état mental dans le vertige auriculaire* (Thèse de Lyon, 1906).

Par instants, le malade a des mouvements de révolte contre cette infériorité sociale, accrue encore par sa surdité. Il a des accès de mauvaise humeur, de colère, en arrivant même à casser tout ce qui lui tombe sous la main, à battre femme et enfants. Ce ne sont là d'ailleurs que des crises passagères, car sa tristesse est immédiatement doublée du regret de ses excès. Il est rare, en effet, de constater des troubles de l'affectivité, des aversions subites pour des personnes de l'entourage. En dehors des moments d'impulsion, la conscience reste généralement intacte.

Toutes ces déchéances anéantissent parfois d'emblée la volonté du malade, lui inspirent la crainte de la mort et le plongent dans une morne hypocondrie. D'autres fois, il essaie de réagir; mais, vienne un jour à germer dans son cerveau l'idée de suicide, elle arrivera souvent à l'obséder, qu'il y résiste en s'accrochant à l'existence de toutes ses forces ou qu'il y cède comme à l'ultime conclusion d'une vie de torture et de désespérance.

B. Phobies

La crainte d'un nouveau vertige, d'une chute, de la mort, etc., est, nous venons de le voir, commune dans le syndrome de Ménière. C'est là une impression bien naturelle. Les phobies véritables sont au contraire assez rares. Elles se rapportent généralement à des sensations d'espace, mais on évitera de les confondre avec les surperceptions d'espace, qui sont des variétés de la sensation vertigineuse : le vertige horizontal, le vertige vertical, réalisés par l'hyperacuité des perceptions horizontales ou verticales, ne sont pas des phobies proprement dites. Celles-ci ne sont pas des troubles de déséquilibration, mais résultent de la systématisation de phénomènes de peur angoissante de l'espace, susceptibles de se produire chez les *névropathes* à l'occasion de troubles de déséquilibration ou en dehors d'eux.

L'agoraphobie en est la forme la plus habituelle. Peugniez et Fournier [1] faisaient de ce symptôme, comme du vertige lui-même d'ailleurs, un stigmate de dégénérescence ; mais, à la suite des travaux de Robert [2], de Gellé [3] et surtout de Lannois et

1. Peugniez et Fournier, Le vertige de Ménière et l'émotivité (*Rev. de méd.*, 1891).
2. Robert, Agoraphobie auriculaire (*Rev. de méd. de Madrid*, 1891).
3. Gellé, Étude clinique du vertige de Ménière (*Archiv. de neurol.*, 1883).

Tournier [1], les rapports de l'agoraphobie et du syndrome de Ménière ont été nettement démontrés. Terrible par sa ténacité, cette manifestation est souvent grosse de conséquences pour la situation sociale des malades. Ceux-ci ont-ils à traverser une place, une rue, ils sont en proie à une angoisse insurmontable, sont réduits à raser les maisons, à prendre le bras d'un passant pour ne pas s'affaisser. Parfois, ces phénomènes s'accompagnent du retentissement organique étudié par Bouveret : crampes, diarrhée nerveuse, constipation, refroidissement. Quelle que soit l'intensité de l'angoisse, un rien pourra suffire à l'atténuer ou à la supprimer entièrement : un doigt donné à un enfant, un chien marchant à côté du malade. Legrand du Saulle [2] cite un officier, n'ayant de l'agoraphobie qu'en civil : son uniforme et son sabre suffisaient à le rassurer.

Dans quelques cas, la phobie est plus appréciable : un malade de Rouzaud présentait par exemple de la *dextrophobie* ; dès qu'une personne marchait à sa droite ou lorsqu'il longeait un mur situé à sa droite, il était pris d'une angoisse qui le clouait sur place.

La phobie de *l'eau* est moins fréquente ; on l'observe surtout dans les villes traversées par les fleuves : elle se traduit par une angoisse au moment de franchir un pont et oblige souvent le malade à se cramponner au parapet.

C. Psychoses.

Le syndrome de Ménière peut enfin amorcer, chez les sujets *prédisposés*, de véritables psychoses (Lannois) [3]. Celles-ci gardent alors leur physionomie habituelle ; elles sont généralisées ou partielles. Elles résultent surtout d'hallucinations auditives liées aux bourdonnements. Le malade entend des voix lui faire des reproches, l'accuser, le calomnier, le menacer ; quelquefois, il restera conscient de son hallucination, mais le plus souvent celle-ci le conduira à un délire dépressif de culpabilité, de criminalité, de persécution. Dans d'autres cas, chez les enfants surtout, les troubles mentaux se traduisent par de l'excitation : le sujet poussera des cris, deviendra furieux, frap-

1. LANNOIS et TOURNIER, De l'agoraphobie (Annales des mal. de l'oreille, 1898).
2. LEGRAND DU SAULLE, La peur des espaces, Paris, 1878.
3. LANNOIS, Lésions de l'appareil auditif et troubles psychiques (Rev. de laryngol., 1887).

pera ses parents, cherchera à mordre, à déchirer, se débattra, s'agitera, pris de terreur en face d'un danger imaginaire, etc. Ces manifestations sont parfois assez violentes pour nécessiter l'internement ; d'autres fois elles disparaissent avec le vertige, sous l'influence d'un traitement auriculaire.

Voici quelques observations dans cet ordre d'idées.

OBSERVATION XXI. — (LANNOIS, in thèse de Rouzaud, p. 26).

Mme L.., 37 ans. C'est après une deuxième grossesse qu'elle a commencé à prendre des vertiges : elle a l'impression qu'il lui «passe quelque chose entre les jambes par derrière », elle est comme enlevée et tombe en arrière. Il lui semble que la maison s'écroule, qu'un tourbillon l'emporte dans un trou profond et, si on la tient, elle a la sensation que l'on tombe avec elle. Le bruit intense de l'oreille lui paraît être la chute des pierres de la maison écroulée. Elle perd rarement connaissance, mais dans sa chute pousse des cris désespérés, des gémissements. Les vomissements post-vertigineux sont exceptionnels. Après la crise, elle est brisée comme si elle sortait d'une grave maladie et reste au lit deux ou trois jours. Assez fréquemment se déclare, environ une heure après, une période délirante d'une demi-heure. La malade ne reconnaît pas son mari, raconte des achats imaginaires qu'elle aurait fait dans « sa course » et paraît avoir des hallucinations. Les vertiges sont irréguliers, se reproduisant généralement une fois par mois mais parfois trois fois par semaine ou même plusieurs fois par jour. Bourdonnements constants à gauche ; audition très diminuée de ce côté.

OBSERVATION XXII. — (LANNOIS, in thèse de Rouzaud, p. 31).

M. P..., 70 ans. Après 2 ans de surdité et de bourdonnements, apparition du vertige. Chute brusque, chaleur à la tête, froid aux pieds, sensation giratoire et nausées. Le malade en tombant s'est blessé une fois à la face, mais il ne perd pas connaissance. Depuis la première attaque il présente de l'agoraphobie sans angoisse marquée, ce qui le rend incapable de sortir seul. Son caractère s'est modifié : auparavant gai et d'humeur égale, il est devenu triste et taciturne, bizarre. Il se fait, par exemple, servir seul dans sa chambre, etc.

OBSERVATION XXIII. — (LANNOIS, in thèse de Rouzaud, p. 33).

M. M..., 45 ans. Antécédents nerveux héréditaires. Était personnellement triste et sans volonté mais non violent. Il a de temps à autre des vertiges nets, mais peu intenses s'accompagnant de nausées et d'exagération de bourdonnements. Presque chaque fois, dès que la tête a commencé à lui tourner, il devient violent, excité. Si on lui parle, si l'on veut le « raisonner », il s'excite encore davantage, casse tout chez lui, frappe sa femme, etc. Le lendemain il est tout étonné de ce qu'il a fait. La durée de la crise varie de quelques heures à deux ou trois jours. Dans ce cas, il ne se couche pas, va et vient dans la maison en gémissant et cherche à s'échapper. S'il peut y parvenir, il disparaît dans les champs ou va dormir dans une grange. Dans l'intervalle des accès, il est d'un psychisme à peu près normal, sauf un léger degré de dépression. Le vertige l'empêche presque complètement de travailler.

OBSERVATION XXIV. — (LANNOIS, *in* thèse de Brun).

M. B..., 51 ans. Ayant depuis quelque temps de légers vertiges, il fut pris à la terrasse d'un café d'un accès très violent qui le força à rester pendant plus de vingt minutes la tête appuyée sur la table qui était devant lui. Il éprouva une vive émotion et s'imagina bien à tort avoir été un spectacle pour la foule. A dater de ce moment, le malade n'a plus remis les pieds sur les pavés de Lyon. Ce ne sont pas seulement les rues et les places qui lui causent l'angoisse agoraphobique, mais encore les grands espaces clos : il ne peut aller au théâtre que dans de petites loges très proches de la scène d'où il ne regarde jamais la salle. Ayant eu à marier sa fille, il a été pris de terreur à l'idée qu'il lui faudrait traverser en tête du cortège la grande nef de l'église. Pendant plus de trois semaines avant la cérémonie, il s'y est fait conduire et s'est habitué peu à peu avec un domestique dont il tenait fortement le bras à pénétrer d'abord dans les chapelles latérales, puis, dans les bas côtés et enfin dans la nef centrale. Il a d'ailleurs d'autres phénomènes phobiques : si, par exemple il sort au bras de sa femme et qu'il entende une personne marcher derrière lui, il est obligé de la laisser passer, sinon il a de l'angoisse avec constriction thoracique et dérobement des jambes.

OBSERVATION XXV. — (LANNOIS, *in* thèse de Rouzaud, p. 36).

M. C..., 35 ans. Son vertige, intense, le précipite à terre, l'oblige à rester couché 2 ou 3 jours : pendant la semaine suivante le malade reste titubant, ne peut marcher seul, est incapable de travailler. Il a quitté son métier de verrier, a pris un comptoir de marchand de vin, mais il est incapable de s'en occuper. Il est dans un véritable état d'hypochondrie, dans lequel il répète sans cesse qu'il voudrait mourir. Toutefois il n'a pas l'idée de suicide. De temps en temps il sort de son apathie pour se mettre dans de violentes colères, et frappe ses enfants, ce qui n'était pas dans ses habitudes antérieures. S'il reste quelque temps sans vertige, il redevient presque normal.

OBSERVATION XXVI. — (*in* thèse Rouzaud, p. 40).

M. C..., 31 ans. Antécédents nerveux héréditaires et personnels. A la suite de l'apparition du syndrome, changement de caractère. Un rien irrite le malade qui se dispute sans cesse avec sa femme. Il est incapable de fixer son attention, de lire un journal. Ses bourdonnements ressemblent à des grondements secs de tonnerre, à un roulement de tambour. Le sommeil long à venir s'accompagne de cauchemars, d'hallucinations auditives d'autant plus intenses que le silence est plus complet autour de lui. Au réveil l'irritabilité est extrême, mais la conscience est restée nette. Parfois

le malade a des idées noires, mais il trouve dans sa volonté la force
de résister aux tentations, celle du suicide par exemple. A la vue
d'une place il éprouve un sentiment pénible d'angoisse et en fait le
tour au lieu de la traverser. Sur les ponts il craint de tomber à l'eau
et s'accroche au parapet. Sa sensation vertigineuse augmente dans
un milieu bruyant, ce qui explique en partie sa misanthropie.

OBSERVATION XXVII. — (in thèse Rouzaud, p. 41).

M. B..., 35 ans. Depuis qu'il a des vertiges, il est devenu
hypocondriaque ; son état le plonge dans une grande tristesse. A la
moindre contrariété il s'excite et bat souvent sa femme ; il ne croit
pas cependant que ses sentiments affectifs à son égard aient diminué.
Les bruits extérieurs l'énervent ; il a déménagé parce que ses voisins
chantaient. Le matin il se rend au travail gai et content ; subitement
le vertige arrive : ses camarades se moquent de lui, le traitant « de
faignant » et las, furieux, il a envie de se suicider. « Il ne souffre pas
encore assez pour le faire », mais il ne craint qu'une « impulsion
trop forte » ne l'y amène un jour. Mémoire et attention affaiblies.
Examen du système nerveux négatif.

III. — DIAGNOSTIC DU SYNDROME DE MÉNIÈRE.

La triade du syndrome de Ménière et les symptômes accessoires, qui l'accompagnent, rendent d'ordinaire assez nette son
origine auriculaire. Il n'en est cependant pas toujours ainsi.

Dans les cas de syndrome apoplectiforme, accompagnés de
perte de connaissance ou suivis de chute avec traumatisme et
syncope, il y a place, on le comprend aisément, pour une période
de doute. Mais dès que le malade revient à lui, l'existence
d'une surdité uni ou bilatérale, l'absence de signes de lésions
cérébro-spinales (paralysie ou parésie, aphasie, perte de la sensibilité, troubles vésicaux, etc.) écartent bien vite l'idée d'une
congestion, d'une hémorragie, d'une embolie cérébrale.

La syncope, les crises d'hystérie ou d'épilepsie, l'indigestion,
l'ivresse sont également caractérisées par leur allure clinique et
les commémoratifs.

Dans les autres formes, surtout lorsque le syndrome n'est pas
nettement accusé, la question reste souvent délicate. « Les
signes d'insuffisance auriculaire, la paracousie lointaine, le
vertige voltaïque et les lésions les plus évidentes ne peuvent,
dit Bonnier, nous permettre une affirmation. » Même lorsque
le syndrome est au complet, « il n'y a qu'une vraisemblance.
La surdité et le bourdonnement sans vertige sont en effet d'observation courante ; le vertige peut donc s'ajouter, mais rien ne

prouve qu'il soit dû à la même cause ». Ces restrictions, un peu exagérées sans doute, font du moins ressortir la complexité d'un tel diagnostic.

Un point, qu'il faudra trancher tout d'abord, sera de savoir s'il s'agit bien de syndrome de Ménière, réaction d'irritation labyrinthique et non de syndrome vestibulaire de Raymond, vertige par défaut. Ce dernier est caractérisé : 1° par l'absence de toute orientation dans les mouvements de translation ; 2° par des troubles de l'équilibre pouvant aller jusqu'à la chute ; 3° par l'absence de vertige giratoire. Le diagnostic est ici assez simple ; un malade, dont le vertige est dû à la paralysie de son appareil vestibulaire, est-il en effet placé sur l'appareil de Mach, il ne sent pas le mouvement de rotation, n'a pas de vertige illusoire au moment de l'arrêt, ne présente pas de secousses nystagmiformes. On peut dès lors conclure à une lésion vestibulaire du côté de la rotation.

Nous ne pouvons naturellement songer à examiner en détail toutes les affections comptant, parmi leurs symptômes, l'élément le plus important du syndrome de Ménière, le vertige. Nous nous contenterons de les passer rapidement en revue, en indiquant, chemin faisant, les caractères qu'elles impriment à ce signe commun.

Avec Déjerine [1] nous admettrons six grandes classes de vertige : les vertiges d'origine sensorielle ou périphérique, les vertiges d'origine centrale, les vertiges dans les maladies générales, les vertiges réflexes, les vertiges névropathiques, le vertige paralysant.

1° Vertiges d'origine sensorielle ou périphérique. — Représentée surtout par le vertige auriculaire, cette classe compte encore des éléments qui seront aisément différenciés de ce dernier. Les troubles oculaires et nasaux indiquent l'origine du *vertige visuel* et du *vertige olfactif*. Le *vertige guttural*, par irritation de la région de l'isthme, est d'une localisation moins nette : il dépend souvent d'un retentissement de l'inflammation pharyngée sur la muqueuse tubo-tympanique (Gellé).

Le vertige du *tabès* est tantôt un véritable vertige rotatoire, tantôt un assemblage de sensations bizarres de déséquilibration, tantôt enfin un désordre psychique dû au trouble de la déambulation et à la crainte de tomber (Déjerine). Les symptômes clas-

1. Déjerine, Art. Vertiges, in *Traité de pathologie générale de Bouchard*, t. V, p. 617.

siques de l'ataxie désigneront son origine, mais ce ne sera là parfois qu'un renseignement erroné. En effet, si l'atteinte directe du nerf labyrinthique a été constatée en pareil cas par Pierret[1], les recherches de Marie et Walton[2], de Collet[3], leur montrèrent au contraire toujours des lésions de l'oreille moyenne ou interne capables d'expliquer les réactions observées. C'est là également ce que nous avons constaté chez les malades que nous avons examinés à ce point de vue.

Dans la *paralysie du facial*, la paralysie du muscle de l'étrier laissera sans contre-poids l'action du muscle interne du marteau et favorisera l'éclosion du vertige. Lannois a montré que, dans les accès de l'hémispasme facial, il pouvait y avoir un léger vertige en raison des relations de la VIIe et de la VIIIe paire et notamment des rapports qu'Alexander a décrits entre le ganglion de Scarpa et le ganglion géniculé.

2° Vertiges d'origine centrale. — Le vertige constitue un symptôme important de l'*épilepsie*. On observe du vertige rotatoire ou des phénomènes subjectifs consistant en mouvements illusoires des objets, du corps ou d'une partie du corps. Quand la crise typique suit le vertige, elle le différencie clairement du syndrome de Ménière ; mais quand l'attaque est faible, quand tout se réduit au vertige, chez les enfants surtout (Lannois[1], Planat[5]), le diagnostic devient bien hésitant. On sait du reste qu'il existe une épilepsie *ab aure laesa*. Enfin la coexistence du syndrome de Ménière et de l'épilepsie peut se rencontrer. On sera donc très réservé dans les cas douteux et l'on demandera la certitude à un examen répété.

Les *tumeurs cérébrales et cérébelleuses* comptent le vertige, et souvent aussi de la céphalée, des vomissements, des syncopes, dans leur symptomatologie. Elles agissent par irritation directe du nerf ou du noyau vestibulaire ; il paraît cependant exagéré d'affirmer qu'il en soit toujours ainsi et il semble que les tumeurs, celles du vermis notamment, peuvent donner lieu au vertige par elles-mêmes (Lannois). Cette manifestation est particulièrement intense dans les cas de participation de l'écorce des circonvolutions cérébrales ; elle se montre volontiers sous forme

1. Pierret, Thèse de Paris, 1876, et *Revue de Médecine et de Chirurgie*, 1877.
2. Marie et Walton, *Revue de Médecine*, 1883.
3. Collet, *Les troubles auditifs dans les maladies nerveuses*, p. 95.
4. Lannois, Syndrome de Ménière chez les enfants (*Lyon Médical*, 1893).
5. Planat, Thèse de Lyon, 1894-95.

de vertige épileptique. Dans les tumeurs du cervelet, le vertige revêt le type rotatoire et existe aussi bien dans le décubitus que dans la station debout; la démarche cérébelleuse rappelle, comme nous l'avons vu, celle du syndrome de Ménière. Mais la surdité observée dans ce dernier existe rarement avec les tumeurs cérébelleuses; les bruits subjectifs stridents font constamment défaut, tandis que le sujet éprouve une céphalée occipitale profonde. Si le néoplasme s'étend du côté du quatrième ventricule et coupe les racines de l'acoustique, il peut se produire de la surdité vraie, mais il y a grande chance alors qu'il se soit fait en même temps des phénomènes significatifs de compression des nerfs moteurs de l'œil et du ralentissement du pouls. Le nystagmus, lorsqu'il existe, se ferait du côté de la lésion.

Le vertige est fréquemment un signe prodromique de l'hémiplégie ou de l'épilepsie *syphilitique;* il apparaît sous forme de vertige rotatoire ou sous celle de sensation d'instabilité, d'obnubilations lumineuses, de bourdonnements d'oreilles; il s'associe à des troubles transitoires de la motilité, à des absences (Déjerine). Des signes de méningite basilaire font alors rarement défaut, tandis que le sifflement précurseur, fréquent dans le syndrome de Ménière, manque toujours.

Le vertige est encore un prodrome de l'*hémorragie et du ramollissement cérébral,* un symptôme de l'*abcès cérébral,* de la *sclérose en plaques,* de la *méningite cérébro-spinale,* de la *paralysie générale,* de la *lypémanie,* de la *chorée* de Huntington, des *insuffisances* mitrale, tricuspide, aortique, de l'*anémie* aiguë ou chronique. Dans tous ces cas, l'examen du malade rapportera le vertige à sa véritable cause.

Le vertige de l'*athérome* est, pour Déjerine, le plus fréquent des vertiges. Il semble dû à l'ischémie et revêt toutes les formes de l'état vertigineux habituel, allant de la simple sensation de dérobement du sol à la titubation, à la chute et à l'apoplexie avec coma. Grasset, qui a particulièrement appelé l'attention sur la « claudication intermittente du bulbe » par ischémie et insuffisance fonctionnelle transitoire, distingue trois types du vertige des artério-scléreux : vertige simple, vertige avec attaques apoplectiformes, vertige avec pouls lent permanent et crises épileptiformes et syncopales.

Bonnier a insisté également sur les manifestations auriculaires imputables aux variations de la pression circulatoire dans le labyrinthe lui-même; il a été ainsi conduit à attribuer au rein, frappé d'un trouble passager ou d'une lésion définitive, un grand nombre de cas de syndrome de Ménière et à isoler ainsi le

vertige néphrasténique, l'*oto-brightisme*. « Le rapprochement
de ces deux appareils paraît, dit-il, tout d'abord inattendu. »
On sait en effet que Schwalbe a décrit dans l'oreille interne,
dans le limaçon notamment, de véritables glomérules formés
par les flexuosités terminales des rameaux artériels. Des termi-
naisons artérielles, recouvertes d'un sac endothélial, se retrouvent
encore dans la formation des espaces sous-arachnoïdiens. Par
l'intermédiaire de ce système glomérulaire, il se fait dans le sac
endothélial une véritable sécrétion qui constitue le liquide
céphalo-rachidien et le liquide labyrinthique. « Qu'une affection
artério-endothéliale généralisée s'attaque à l'ensemble de ces
appareils, et le rein, qui doit s'opposer au passage de l'albumine,
la laissera passer dans l'urine, et les capsules labyrinthiques et
sous-arachnoïdiennes, qui la laissent filtrer à l'état normal, la
recueilleront en excès. Que pour une raison analogue les capsules des centres nerveux reçoivent les produits toxiques, normaux ou accidentels, de l'urine, les poisons bactériens ou autres,
et nous aurons des symptômes variés d'irritation labyrinthique
et des symptômes d'irritation corticale variables selon le siège
de l'imprégnation. De même si, par lésion de l'endartère, par
paralysie vasculaire, par trouble sécrétoire, nerveux ou mécanique, le liquide séreux passe en excès dans les capsules endo-
théliales, il se produira ici de la polyurie, de la pollakiurie, là
du bourdonnement, de la surdité, de l'oppression labyrinthique,
du vertige, etc., là enfin des troubles psychiques, ou moteurs,
ou cortico-sensoriels. »

Cliniquement, Bonnier a constaté très souvent une certaine
quantité d'albumine chez un grand nombre de malades atteints
de syndrome de Ménière et a pu agir efficacement sur leurs
troubles en modifiant la circulation générale et par suite la circulation labyrinthique. Il a trouvé souvent aussi d'abondants
dépôts albumineux dans les autopsies d'oreilles de néphré-
tiques, de leucémiques, de fébricitants de toute catégorie.

L'examen complet du malade sera donc très important en
semblable occurrence, et l'on n'oubliera pas d'analyser les
urines. Le diagnostic sera facile si l'on a affaire à un sujet
n'ayant pas encore l'âge de l'artério-sclérose ou s'il existe des
signes nets de brightisme ou d'insuffisance rénale transitoire. Il
en ira tout autrement si, sous l'influence des troubles circulatoires, il s'est produit une hémorragie, une « épistaxis du labyrinthe », suivant l'expression de Bonnier.

Parfois, enfin, l'artério-sclérose, qui est souvent à l'origine
des troubles rénaux, peut également toucher directement les

artères de l'oreille interne et ne pas se contenter d'agir à leur niveau par l'intermédiaire de la circulation. Escat[1] a spécialement insisté sur ces faits d'*oto-sclérose à début labyrinthique* produisant le syndrome de Ménière. Si le malade est à l'âge où les artères sont suspectes, le diagnostic est particulièrement délicat. L'artério-sclérose labyrinthique et l'oto-sclérose labyrinthique s'accompagnent en effet de signes d'hypertension artérielle. Les caractères de l'hypoacousie pourront être identiques : les trous dans l'échelle des sons et la diminution plus prononcée de l'audition pour les sons aigus que pour les sons graves sont des phénomènes communs à toutes les labyrinthites chroniques ; toutefois, au début de l'oto-sclérose, il y a une phase d'érèthisme pendant laquelle la perception des sons aigus est exaltée ; dans l'artério-sclérose labyrinthique, les sons aigus sont au contraire pris d'emblée.

Le *syndrome du noyau de Deiters*, décrit par Bonnier, est lui aussi lié quelquefois aux troubles circulatoires de l'artériosclérose ; ordinairement il se rencontre dans la forme labyrinthique du tabès, dans les lésions protubérantielles et surtout quand le bulbe est déjà touché au niveau des noyaux du pneumo-gastrique. Il est constitué essentiellement par : 1° du vertige plus ou moins intense et brutal, avec ou sans représentation consciente sous forme de sensation vertigineuse ; 2° l'effondrement par dérobement des jambes comme chez le tabétique ou le vertigineux labyrinthique, ce qui s'explique par les relations du noyau vestibulaire avec le cervelet ; 3° des troubles oculo-moteurs réflexes (paralysie ou parésie de la VIe paire, déviations conjuguées, nystagmus, etc.) ; 4° un état nauséeux et anxieux bien connu dans les lésions bulbaires, depuis les leçons de Brissaud ; 5° des phénomènes auditifs passagers que Bonnier attribue à la lésion concomitante de certaines fibres de la racine auditive ; 6° des manifestations douloureuses dans le domaine du trijumeau, notamment à la région temporale (Dieulafoy), par suite de l'entrée en connexion du noyau de Deiters avec des collatérales de la racine sensitive du trijumeau.

3° **Vertige dans les maladies générales et les intoxications.** — On rencontre souvent un vertige plus ou moins marqué parmi les symptômes des maladies infectieuses aiguës (fièvre typhoïde, paludisme, fièvre jaune, peste, grippe, variole, scarlatine, oreil-

1. Escat, Artério-sclérose du labyrinthe et des centres acoustiques (*Ann. des mal. de l'oreille*, avril 1906, p. 325).

lons, pneumonie, etc.), les auto-intoxications (goutte, urémie, diabète, dilatation d'estomac, etc.), et les intoxications (champignons, digitale, ergot, plomb, cuivre, arsenic, tartre stibié, narcotiques, solanées, tabac, pelletiérine, quinine, salicylate de soude, acide carbonique, oxyde de carbone, hydrogène carboné, gaz d'éclairage, alcool, essence, etc.). Ces états pathologiques agissent par leurs produits toxiques sur les appareils sensitifs périphériques ou centraux, soit directement ou indirectement par les modifications qu'ils amènent dans la pression sanguine, soit par les variations d'irritation de l'appareil labyrinthique qu'ils entraînent, soit par les variations d'irritations des appareils centraux ; d'autres fois ils localisent leur irritation phlegmasique sur certains territoires nerveux (Déjerine). Tous les degrés de vertige peuvent s'observer. Le diagnostic dépendra de l'examen du malade et des commémoratifs.

4° **Vertiges réflexes.** — Avant et même après Ménière, le *vertige stomacal* occupait dans la classe des vertiges une place prépondérante : l'influence de Trousseau, l'importance clinique des phénomènes accessoires du syndrome (nausées, vomissements), contribuèrent à en assurer la survivance. Mieux éclairés aujourd'hui, nous attribuons au labyrinthe un grand nombre de faits autrefois considérés comme du ressort de la pathologie gastrique. Les affections stomacales peuvent provoquer, surtout sur des oreilles en imminence morbide, des phénomènes labyrinthiques par troubles circulatoires (congestion ou anémie), par auto-intoxication, par l'intermédiaire d'un état neurasthénique, par transmission jusqu'aux organes centraux des excitations produites par la distension du vague et du sympathique (Hitzig) ; elles n'engendrent pas directement le vertige.

Le vertige de l'*ictus laryngé* est suffisamment caractérisé par les phénomènes laryngés qui l'accompagnent.

On cherchera de même à localiser les vertiges réflexes à point de départ *hémorroïdal, vésical, génital, cutané, dentaire,* etc., agissant par retentissement vestibulaire.

5° **Vertiges névropathiques.** — La *neurasthénie*, dans sa forme vertigineuse (Charcot), simule parfois assez bien le syndrome de Ménière. Elle détermine tantôt, mais rarement, un état analogue à la forme continue de ce dernier, tantôt des accès intermittents apparaissant surtout à jeun ou après les repas. Le malade éprouve d'abord une obnubilation de la vue, des bourdonnements d'oreille, une sensation de vide dans la tête ; puis il a l'impression d'être entraîné en avant, en arrière ou latérale-

ment, il titube. Parfois même, comme dans le syndrome de
Ménière, il lui semble que le sol se soulève pour s'abaisser
ensuite (Dutil) ; mais ces impulsions n'ont pas la même soudaineté. Les accès s'accompagnent quelquefois de nausées ; ils ne
durent guère plus de quelques minutes et laissent le malade
dans un état d'abattement transitoire. La moindre intensité des
symptômes principaux du syndrome, le meilleur état de l'audition notamment, la présence des signes de la neurasthénie se
chargeront du diagnostic.

Krafft-Ebing attribuait le vertige des neurasthéniques à des
troubles vaso-moteurs amenant une diminution de la pression
labyrinthique. Pour Binswanger, il s'agirait d'une sensation
paresthésique provenant d'irradiations d'autres sensations, générales ou visuelles. Hitzig compare les accès à ceux qui se mani-
festent dans l'hypocondrie et l'auto-suggestion. Le point de
départ du vertige résiderait dans une viciation de l'une de nos
fonctions psychiques les plus essentielles, la sensation de nous-
même, qui normalement ne franchit pas le seuil de la conscience ; sous des influences morbides, les excitations physiolo-
giques, qui affluent vers l'écorce cérébrale, et dont elle dépend,
se transformeraient en états de conscience pathologiques ; plus
l'attention se porte ensuite sur ces derniers, plus large devient
leur place dans la conscience (Hitzig). Rappelons enfin que c'est
en raison de l'importance du vertige dans la neurasthénie que
J. Teissier a considéré celle-ci comme un syndrome cérébelleux.

La réalisation du syndrome de Ménière par l'*hystérie*[1] est
des plus rares ; elle ne saurait cependant faire de doute ; l'existence de cette modalité clinique a été bien démontrée par
Charcot et Gilles de la Tourette. La manifestation hystérique
sera, comme le dit Charcot, le tableau le plus complet du syndrome. On y retrouvera la triade fondamentale ; les nausées,
les vomissements, l'état demi-syncopal ou la perte de connaissance complète s'y ajouteront parfois.

Tout cela se passe avec des oreilles absolument saines.

Gilles de la Tourette croit ce paroxysme sous la dépendance
d'une zone hystérogène du tympan ou de la muqueuse de la
caisse ; c'est là, en effet, un mécanisme, mais l'existence de cette
zone hystérogène n'est pas constante.

L'hystérie sera révélée ici par la coexistence d'autres stigmates
de la névrose, par la constatation du syndrome otique de l'hystérie, par la fugacité du phénomène, par la disparition ordi-

1. Pour plus de détails, voir F. Chavanne, *Oreille et Hystérie*, p. 212.

nairement rapide de la surdité. Enfin la guérison, qui se produira spontanément ou sous l'influence de la suggestion, viendra affirmer la nature hystérique du syndrome.

Quand le syndrome de Ménière apparaîtra à la suite d'un traumatisme, on restera longtemps en garde contre l'hystérotraumatisme ou la simulation.

6° **Vertige paralysant.** — Le vertige paralysant a été étudié par Gerlier dans le pays de Gex et identifié par Miura avec une maladie connue au Japon sous le nom de Kubisagari. Ici le vertige est subit et s'accompagne de phénomènes oculaires (obnubilation de la vue, diplopie, photopsie), de parésies transitoires (ptosis, paralysie des muscles de la nuque, parésie des membres inférieurs pouvant amener la chute, etc.), de douleurs vertébrales (faux torticolis, faux lumbago), de névralgies (frontales, sus-orbitaires), de sensations périphériques (tension des épaules, constriction de l'avant-bras et des poignets).

La combinaison des troubles oculaires avec les autres symptômes entraîne trois types cliniques : 1° type de l'endormi, dans lequel le ptosis domine ; 2° type du recueillement, quand il est associé à la paralysie des extenseurs de la tête ; 3° type de l'aveugle ivre, si la paralysie des membres inférieurs est surajoutée. L'accès est de courte durée, d'une à dix minutes ; mais il peut se reproduire en crises subintrantes durant d'une à plusieurs heures. Cette affection ne se présente que pendant l'été, atteint surtout des cultivateurs ; Gerlier la considère comme une névrose d'origine infectieuse, analogue au tétanos, mais guérissant le plus souvent spontanément, quitte à récidiver à la prochaine saison chaude.

IV. — ÉVOLUTION DU SYNDROME DE MÉNIÈRE.

L'énorme quantité de facteurs étiologiques susceptibles de provoquer la réaction irritative du labyrinthe, qu'est le syndrome de Ménière, rend suffisamment compte de la variété de son allure clinique.

Toutes les transitions existent, de l'état vertigineux à peine esquissé à l'apoplexie auriculaire. Toutes les évolutions se rencontrent. L'affection débute brusquement, de façon foudroyante, ou est au contraire précédée de phénomènes insidieux (vertiges légers et transitoires, bourdonnements passagers, migraine otique, etc.) pendant des mois, des années. Tantôt la maladie, après une entrée en scène paroxystique se continue en forme fruste; tantôt la marche est lentement progressive, entrecoupée de stades d'amélioration, de stationnement, plus ou moins longs, durant des semaines, des mois, des années. Dans certains cas le labyrinthe reste définitivement frappé, le malade voué d'emblée à la surdité, à une vie de vertiges et de bourdonnements; dans d'autres, il se produit une amélioration, partielle le plus souvent, ou la guérison, si la lésion est de peu d'importance, si le caillot se résorbe. Dans les hémorragies labyrinthiques elles-mêmes, on rencontrera les aspects symptomatiques les plus divers, suivant que l'inondation aura été légère ou grave, diffuse ou circonscrite (Moure). Quand le labyrinthe est envahi en entier, les symptômes seront naturellement très accentués; un vertige intense oblige le malade à rester au lit parfois plusieurs semaines; la surdité, les bourdonnements sont extrêmes et persistent ensuite, tandis que cesse le vertige. S'agit-il au contraire d'une hémorragie circonscrite, ce sera tantôt l'un, tantôt l'autre des trois symptômes primordiaux qui prédominera, au point, disent Moure et Brindel[1], « de permettre au clinicien un peu habitué à ces sortes d'accidents de reconnaître à peu près exactement le lieu dans lequel s'est effectué l'épanchement sanguin ». La surdité sera moins marquée avec une lésion des canaux semi-circulaires; le vertige, moins accentué dans les altérations du limaçon, tiendra au contraire le premier rang quand le vestibule sera intéressé.

Le vertige le plus grave finit lui-même par disparaître tôt ou tard, malheureusement plus souvent tard que tôt, par suite de la destruction des canaux semi-circulaires; il est assez fréquent, en effet, de rencontrer des malades ayant eu pendant un, cinq, dix ans, des vertiges avec bourdonnements et hypoacousie et ne conservant plus qu'une surdité plus ou moins intense et des bruits subjectifs. Ceux-ci s'évanouissent enfin, mais c'est le plus généralement avec la mort complète du labyrinthe, et les malades paient d'une surdité absolue la terminaison de leur supplice. C'est la triste fin où tendent, après bien des améliorations et des rechutes, les formes chroniques graves du syndrome de Ménière; les oscillations de leur marche sinusoïdale expliquent bien des déboires et aussi bien des succès de la thérapeutique.

1. Moure et Brindel, *Maladies de la gorge*, etc., 1906, p. 658.

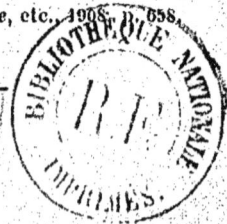

TABLE DES MATIÈRES

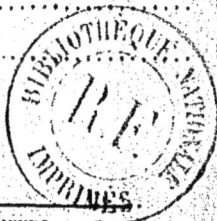

MACON, PROTAT FRÈRES, IMPRIMEURS.

LES ARCHIVES INTERNATIONALES

DE

LARYNGOLOGIE, D'OTOLOGIE

ET DE

RHINOLOGIE

Directeur : O. CHAUVEAU

PARAISSENT TOUS LES DEUX MOIS

par fascicules d'environ 350 pages, formant chaque année deux forts
volumes de plus de 1000 pages chacun.

ABONNEMENTS :

20 francs pour la France
22 francs pour l'Etranger

PRIX D'UN NUMÉRO : **3** FR. **50**

Adresser toutes les communications à M. le Dr Chauveau
225, boulevard Saint-Germain, Paris.

www.ingramcontent.com/pod-product-compliance
Lightning Source LLC
Chambersburg PA
CBHW050516210326
41520CB00012B/2327